家庭健康的守护人：
全科医生

上海市医学会
上海市医学会全科医学分会　组编

上海市医学会
百年纪念科普丛书
1917—2017

上海科学技术出版社

图书在版编目(CIP)数据

家庭健康的守护人：全科医生 / 上海市医学会,上海市医学会全科医学分会组编. —上海：上海科学技术出版社,2017.9

（上海市医学会百年纪念科普丛书）

ISBN 978 - 7 - 5478 - 3658 - 3

Ⅰ.①家… Ⅱ.①上… ②上… Ⅲ.①家庭医学 Ⅳ.①R499

中国版本图书馆 CIP 数据核字(2017)第 180631 号

家庭健康的守护人：全科医生
上海市医学会
上海市医学会全科医学分会　组编

上海世纪出版股份有限公司 出版
上 海 科 学 技 术 出 版 社
（上海钦州南路 71 号　邮政编码 200235）

上海世纪出版股份有限公司发行中心发行
200001　上海福建中路 193 号　www.ewen.co
苏州望电印刷有限公司印刷

开本 720×1000　1/16　印张 11.5
字数：140 千
2017 年 9 月第 1 版　2017 年 9 月第 1 次印刷
ISBN 978 - 7 - 5478 - 3658 - 3/R·1410
定价：30.00 元

内容提要

　　全书分为四大部分。第一部分"读经典",由全科医学领域的权威专家们执笔,内容包括全科医学的概念、家庭医生签约制度、健康的定义等。读者可以从中全面地了解我国的全科医学现状和服务模式,做好自己的家庭医生签约计划。

　　第二部分"问名医"。以全科医学特有的生命周期观,系统地讲述了人的一生——从婴儿到临终,生老病死中的种种问题。这些问题由分布在全市的社区卫生服务中心一线专家们解答,是真正来自"家门口"的健康指导。我们还为这些专家和他们所在的社区卫生服务中心配发了简介,通过这样的指引,读者可以方便地找到自己家门口的"健康守护人"。

　　如果说"问名医"侧重解答了男女老幼的疾病防治问题,那么第三部分"健身心"、第四部分"调生活",则把关注点放在了家庭生活和健康管理上。全科医生可以看一家人的病,更关注全家人的生活质量,有病治病、没病预防,引导着普通大众走向健康。

　　本书内容既有改编自杂志、报纸、电视、广播等媒体的既往佳作,又有根据全科医学现状和大众需求所撰写的最新作品。为既反映上海市医学会及全科医学分会的发展历程,又反映当今时代的观念和进步,所有入选的已发表文章均经过编委会专家审核,并根据现况加以改编,以使读者在了解过往的同时获得对今天生活的实际指导。

编委会

总 序

上海市医学会成立于 1917 年 4 月 2 日,迄今已有 100 年的悠久历史。成立之初以"中华医学会上海支会"命名,1932 年改称"中华医学会上海分会",1991年正式更名为"上海市医学会"并沿用至今。

百年风雨,世纪沧桑,从成立之初仅 13 人的医学社团组织,发展至今已拥有288 家单位会员、22 000 余名个人会员,设有 92 个专科分会和 4 个工作委员会,成为社会信誉高、发展能力强、服务水平好、内部管理规范的现代科技社团,获评上海市社团局"5A 级社会组织"、上海市科协"五星级学会"。

穿越百年历史长河,上海市医学会始终凝聚着全市广大医学科技工作者,充分发挥人才荟萃、智力密集、信息畅通、科技创新的优势,在每一个特定的历史时期,在每一次突发的公共卫生事件应急救援中,均很好地体现了学会的引领带动作用。近年来,在"凝聚、开放、服务、创新"精神的指引下,学会不忘初心,与时俱进,取得了骄人的成绩。

2016 年,习近平总书记在"全国卫生与健康大会"上发表重要讲话,指出"没有全民健康就没有全面小康",强调把人民健康放在优先发展的战略地位。中共中央、国务院印发的《"健康中国 2030"规划纲要》明确了"共建共享、全民健康"是建设健康中国的战略主题,要求"普及健康生活、加强健康教育、提高全民健康素养",要推进全民健康生活方式行动,要建立健全健康促进与教育体系,提高健康教育服务能力,普及健康科学知识等。上海市医学会秉承健康科普教育的优良传统,认真践行社会责任,组织动员广大医学专家积极投身医学科普创作与宣传教育。

近年来,学会重点推出了"健康方向盘"系列科普活动、"架起彩虹桥"系列医教帮扶活动和"上海市青年医学科普能力大赛"三项科普品牌。通过科普讲座、咨询义诊、广播影视媒体宣传以及推送科普文章或出版科普读物等多形式、多渠道,把最前沿的医学知识转化成普通百姓需求的健康科普知识,社会反响良好。配合学会百年华诞纪念活动,期间重点推出了百场科普巡讲活动和百位名医科普咨询活动。上海市医学会以其卓有成效的科普宣教工作受到社会各界好评,荣获上海市科委颁发的"上海科普教育创新奖-科普贡献奖(组织)二等奖"、中华医学会"优秀医学科普单位"和"全国青年医学科普能力大赛优秀组织奖",成为上海市科协"推进公民科学素质"百家示范单位之一。

为纪念上海市医学会成立 100 周年,同时将《"健康中国 2030"规划纲要》精神进一步落到实处,我们集中上海医学界的学术领袖和科普精英编著出版这套科普丛书,为大众提供系统的医学科普知识以及权威的疾病防治指南,为"共建共享、全民健康"的健康中国建设添砖加瓦。在这套丛书里,读者既可以"读经典"——呈现《再造"中国手"》等丰碑之作,重温医学大家叱咤医坛的光辉岁月,也可以"问名医"——每本书约有 100 名当代名医答疑解惑,解决现实中的医疗、健康困扰。既可以通过《全科医生,你家的朋友》佳作,找到你的家庭医生,切实地感受国家医疗体制改革的努力给大众带来的健康保障;也可以领略《从"削足适履"到"量身定制"——医学 3D 打印技术》《手术治疗糖尿病的疗效如何》等医学前沿信息,感受现代医学科技进步带来的福音。

经典丰满的内容,来源于团结奋进、齐心协力的编写团队。这套丛书涉及上海市医学会所属的 50 余个专科分会,编委达 2 000 余名,参与编写者近 5 000 人,堪称上海市医学会史上规模最大的一次集体科普创作。我相信,每一位参与科普丛书的编写者都将为在这场百年盛典中留下手迹,并将这些健康科普知识传播给社会大众而引以为荣。

在此,我谨代表上海市医学会,向所有积极参与学会科普丛书编著的专科分会编委会及学会工作人员,向关注并携手致力于医学科普事业发展的上海科学技术出版社表示衷心的感谢!

源梦百年、聚力同行,传承不朽、再铸辉煌。愿上海市医学会薪火不熄,祝万千家庭健康幸福!

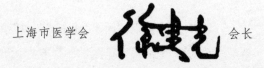

上海市医学会　　　　　　　　会长

2017 年 5 月

前 言

近二十年来，随着我国社区卫生服务的发展，上海市的街道地段医院逐步告别了历史舞台，功能转型成为社区卫生服务中心，而我们的全科医生就活跃在其中，为居民提供基本而重要的医疗保健。这种全科医疗服务不仅为个人，也可为家庭提供长期的、综合性的医疗照护。

全科医生/家庭医生要解决的是大多数人，在其一生中所遇到的大多数的健康问题，不仅治病，更重要的是将医学知识普及给居民百姓。本书汇集了全科医生在日常工作中常常会告诉居民的健康知识和技能，分为读经典、问名医、健身心和调生活四个部分。通俗易懂地介绍了什么是全科医学，什么是全科/家庭医生，如何通过签约社区的全科医生而拥有自己的家庭医生；贯穿我们一生各个不同阶段的健康保健知识；各种身心疾病防治要点；生活安全小常识等等，共有150多篇有趣的医学科普短文，都是由我们身边的全科医生利用自己的业余时间辛勤笔耕而成。内容全面而实用，同时还附有作者的简单介绍，包括单位和科室、专业特长等等，方便读者就医。

医学是一门不断发展的学科，我们对疾病的认识也在不断深入，本书中有不妥之处还期待读者指正。真心希望这本科普书能实实在在给予读者全面的健康呵护！

在此感谢各位编委的勤奋笔耕，使本书的编撰工作得以顺利完成！特别感谢杨颖华副主编兼秘书在本书编撰过程中与出版社的有效沟通和积极推动，感谢同济大学附属上海市东方医院全科医学科李明珠医生、上海交通大学附属仁济医院老年科吴闻慧医生、复旦大学附属中山医院全科医学科龚剑医生和戴维医生帮助整理稿件。

复旦大学附属中山医院全科主任医师

上海市医学会全科医学分会主任委员

江孙芳

2017 年 5 月

目 录

CHAPTER THREE
健身心

3

CHAPTER FOUR
调生活

4

CHAPTER ONE

1

读经典

一、什么是全科医生

全科医学是一种面向个人、家庭和社会的医学，它除了涵盖我们平时所讲的临床医学之外，还包括预防医学、社会医学、医学心理学、康复医学等等。它不仅仅关注于我们平时临床所说的个体，还面向家庭、社会和社区，它的涵盖面非常广。

全科医生是集预防、治疗、保健、康复为一体的医生，同时他不像专科医生那样仅仅关注个体，除了病患本人，全科医生还关注病患的家庭成员的健康，甚至扩大至该家庭所在的整个社区人群的健康。全科医生在有些国家和地区也被称为家庭医生，两者其实是一回事，只是各地习惯的叫法不同，如果一定需要指出有什么不同，那就是"家庭医生"这个称谓更强调全科医生对于整个家庭的照顾。

老百姓对于全科医生还存在一定的认识误区，有人把全科医生等同于以前的"赤脚医生"，有人把全科医生当作"万金油医生"，认为你什么都懂，又什么都不精。全科医生的优势在于对他的治疗对象比较了解，不仅了解他个人的健康，还了解他的家庭，在慢性病和一些疾病的早期发现方面要优于专科医生。另外全科医生关注的重点和专科医生不一样，专科医生更关注疾病的诊治，而全科医生对于一个人的整体情况关注得更多。

2004年，上海开始了全科医生的规范化培训，医科大学本科毕业的医学生经过3年规范化培训后考核通过才能获得全科医生的资格，所以全科医生的水平正在逐渐提高，这些医生正逐步走向我们社区卫生服务的一线。对全科医生而言，预防重于治疗，正如《黄帝内经》中提到"圣人不治已病治未病"，就是强调预防疾病的重要性。全科医生服务对象是从生前到死后，如计划生育、优生优育就是针对出生前，而关注逝去亲人的家人的心理健康问题，帮助家属走出亲人过世的心理阴影，就是针对生者的一种关怀了。当中的阶段，如婴幼儿的营养问题、青春期的生理心理问题、育龄期的各种优生优育问题、中老年的疾病管理，全科医生都能予以医学照顾。预防方面，对于慢性病及肿瘤高危人群可以进行筛查、预防和早期诊断。康复方面，慢性病患者，如心脑血管病患者的家庭及社区康复皆能得到全科医生的照顾。全科医生不仅会利用医院的资源，还会利用社区甚至整个社会的资源来维护民众的健康。

我们个人的健康取决于我们的基因、生活环境,还有我们的生活方式。基因无法改变,想改变环境也有一定的困难,但生活方式是可以选择和改变的,比如高脂饮食、运动过少、吸烟等不良行为,全科医生在干预不良生活方式方面可以起到很大的作用。全科医生的服务贯穿了人的一生,而专科医生只能管到患者的整个生命中的一个片段。比如冠心病的预防、危险因素的控制是全科医生的责任,患者发生急性心肌梗死了,就需要专科医生进行溶栓、介入放支架、手术搭桥等专科治疗,患者术后转回社区又需要全科医生给予照顾、随访、康复治疗。所以全科医生和专科医生是一种平等的相互协作的关系,共同携手维护民众健康。

（复旦大学附属中山医院　江孙芳）

○ 摘编自《上海热线 114 名医导航》2015 年 8 月 19 日

—— 专家简介 ——

江孙芳

江孙芳,复旦大学附属中山医院全科主任医师,硕士生导师。上海市医学会全科医学分会主任委员,中华医学会全科医学分会常委,《中华全科医师杂志》编委,从事全科医学临床、科研、教学和科普工作 20 多年。

二、全科医生是怎样炼成的

现代全科医学起源于 20 世纪六七十年代,国外多称为家庭医学。大批训练有素的全科医生进入基层医疗,为民众提供便捷有效的基本医疗服务。全科医学在 20 世纪 80 年代后期传入我国,九十年代开始,我国政府大力提倡全科医学。经过 20 多年的努力,一批批培训合格的全科医生投身于社区卫生服务中心工作,为社区居民健康保驾护航。那么合格的全科医生是怎样炼成的呢?

首先,全科医生是从医学院校毕业的。古人有云"不为良相,便为良医",时至今日,医学院校的门槛也高于普通院校,只有足够优秀的高中毕业生才能进入医学院校。在五年的本科学习中,医学生需要学习生理、生化、解剖等基础知识,还需要学习内科、外科、妇产科、儿科等临床课程,门门课程过关方能从医学院校毕业。

接下来,毕业后的医学生还需经过全科医师规范化培训,所谓的"规范化"是指按照国家的要求参加培训,并通过考核。这是个什么样的培训呢?毕业后的医学生需向各全科医师规范化培训基地提出申请,经过选拔和考核,才能进入为期三年的全科医师规范化培训。在这三年的时间里,参加培训的学员还得经过内、外、妇、儿、眼耳鼻喉、康复、心理等一系列科室的培训,才能为社区居民的健康保驾护航。同时在培训中学员需要进入社区学习和工作,了解社区工作的模式,熟悉社区居民的需求,为毕业后进入社区工作打下基础。

最后,参加全科医师规范化培训的学员需通过各种考试后方能获得全科医生资格。培训期间每个科室都有单独的出科考试,同时,在三年里,学员需通过国家医师资格考试,获得执业医师资格。三年培训结束后,学员要通过统一组织的毕业考试,其中最重要的部分是临床情景的考核,就是提供临床病例模拟实际临床场景,考核学员的临床思维、临床操作和处置临床问题的能力。只有通过所有这些历练,学员才能拿到全科医生规范化培训证书,进入社区为居民服务。

所以说,要成为合格的全科医生需经过层层锤炼。同时也只有这样锤炼出来的全科医生才能让民众放心,方有能力为居民提供基本医疗服务,成为我们民众健康的呵护者、医疗卫生的守门人!

(复旦大学附属中山医院　彭明辉　江孙芳)

三、全科医生，你家的朋友

医学的分科如今越来越细。三级医院中不但分出内、外、妇、儿各科，内科又分心脏、呼吸、消化、血液、肾病诸科；外科又分脑外、胸外、泌尿、普外、骨科⋯⋯更有再进一步分为肝脏内科、胰腺外科的。专看一类疾病、甚至一种疾病，自然容易积累经验，于是成为专家。专家看专科病，得心应手。患者的病经专家诊治，自然好得快。

不过人生的病，早期指向不明，上腹部痛，可能是胃病，也可能是胆囊炎；可能是阑尾炎，也可能是心绞痛⋯⋯即使到了后期，心脏的病可能源于肺，昏迷可能因肝硬化引起。找哪位专家看好？还有不是病的"病"，比如说头痛，几乎是人人都曾有过的体验，对绝大多数人来说，既不是脑膜炎，也不是脑溢血。若不是感冒，则只是紧张或是"不开心"引起的，也就是心理的、社会的因素对健康的影响。CT自然查不出，神经科专家也未必精于此道。

20世纪的六七十年代开始，在英、美等发达国家开始了一种新的医学形式，这种医学整合生物医学、行为科学和社会科学的成果为一体，不强调分科，而关注心理、社会因素对人体疾病与健康的影响。除了治疗疾病外，还关注疾病的预防、病后的康复，而且除了治疗患者外还关注患者的家庭乃至社区的健康问题。所以在许多国家便将这种医学称为家庭医学，而从事这种医学工作的医生，则称为家庭医生。

家庭医生可以看一家人的病，必要时也可上门服务。从爷爷的心脏问题、奶奶的关节炎、儿子工作繁忙缺少运动、儿媳的月经不调到小孙儿的营养问题，一一都有关照，有病治病、没病预防，自然大受欢迎。当然若是发现大病、重病，家庭医生也会立即安排转诊。

随着经济发展，我国民众对医疗卫生服务的需求也明显高涨。我国人口众多，完全靠大医院自难解决，发展这种以关怀、照顾人的疾病和健康为主旨的医学方是出路。家庭医学在我国称为全科医学，从事全科医学工作的医生则是全科医生。

我国政府对发展全科医学大力提倡，如今更提出"分级诊疗""签约服务"，旨在为民众提供优质的第一线医疗卫生服务。中国的全科医学在发展，中国的全科医生在成长。全科医生是你家的健康守护人,是你家的朋友,你欢迎吗?

(复旦大学附属中山医院 杨秉辉)

○ 摘编自《上海老年报》2009 年 9 月 1 日

—— 专家简介 ——

杨秉辉

杨秉辉,复旦大学上海医学院教授、博士生导师。曾任中华医学会全科医学分会主任委员、中国健康教育协会副会长、上海科普作家协会理事长、复旦大学附属中山医院院长等职。曾获国家科技进步奖一等奖等奖励。出版学术专著10 部、发表学术论文 140 余篇和众多医学科普文章及著作。

四、有病先看全科，明智的选择

人的生命过程中，生病是难免的。生了病，就得找医生，以求早日康复。中国人多、病也多。如今经济发展，人们对疾病诊疗的需求日益提高。中国各大医院"门庭若市"，比小菜场还要拥挤，于是"挂号(时间)长、候诊(时间)长、取药(时间)长、医生看的时间短"的"三长一短"几乎变成顽疾。相应的，"看病难、看病贵"亦多诟病。

以大医院为中心的医疗体制，在功能上有着某种缺陷，即缺少了以全科医生为基础的基本医疗服务。许多发达国家早已有此认识，在 20 世纪六七十年代即发展了全科医学，国外多称为家庭医学，大量训练有素的全科医生(家庭医生)工作在基层医疗领域，为民众提供便捷有效的医疗卫生服务。他们能诊治各科常见疾病，并关注疾病的预防、病后的康复。他们的服务更重视患者的感受，关注患者健康相关的心理、社会问题，实施"以人为本"的亲情服务。当然，遇有疑难杂症，他们也会及时帮助患者转诊，所以大受欢迎。许多国家还规定看病必须先看全科医生，病情先由全科医生处理，有必要时方由全科医生转到医学中心诊治。

我国政府对这一问题十分重视，从 20 世纪 90 年代开始，亦大力提倡全科医学，经过近 20 年的努力，我国的全科医学已经有了一定程度的发展。如在上海市，近年大力培养全科医学人才，一批大学本科毕业、并已完成数年全科医师规范化培训，获得国家全科医师合格证书的全科医师，已经进入社区卫生服务中心工作。相信他们必将在这一岗位上发挥良好的作用，改善我国的医疗现状，为广大民众提供"以人为本"的亲情服务。

最近国务院已经决定将全科医学服务作为我国医疗服务的基本制度，相信我国医疗服务的基本状况必将因而改善。作为民众亦应对此有所认识，有病不妨先看全科医生，一般的病在社区看全科医生不但方便，而且全科医生的处理很可能更妥帖。疑难杂症终究是少的，即使是，全科医生亦会负责转诊到相应的专科治疗，岂不比自己去"三长一短"更好。

有病，"先看全科医生"应是明智之举。

（复旦大学附属中山医院 杨秉辉）

五、家庭医生签约服务的"前世、今生和未来"

前世

大家是否还记得电视剧《大宅门》中的主线,是白家的兴衰? 白家是医药世家,医生在古代俗称"郎中"。白家祖先最早是走街串巷,后开设诊铺,也提供上门服务,当然服务对象多是一些达官贵人,那是中国最早的全科医生。中华人民共和国成立之初,也有大批的乡村医生(俗称"赤脚医生")行走在全国的各个乡村城镇,提供最基本的医疗和预防疾病的健康服务。当时不需要签什么协议,邻里乡亲都很认可他们,有什么不适都会主动找他们。以前,人们甚至将吃过的中药渣倒于路中,这一风俗传说源于李时珍行医的典故,老百姓希望路过的名医看到药渣后帮助指点治病。而且,以前大家都称呼看病为"请大夫",可见对医生的尊敬之情。

今生

现阶段,在社区卫生服务中大力推进全科医疗服务时,居民的自由就诊也被看做一项卫生福利。在 2002 年以后,我国逐步放开了居民就诊的地点限制,可以"一卡通",看似就诊便利了,但居民"看病难、看病贵"的问题却突显出来。一方面是全科医学要求对居民健康管理的连续性,另一方面是居民就诊的"自由性"和"无序性",这一对矛盾越来越严重。从 2010 年起,全国范围内逐步开展了家庭医生签约服务,也有称为"1+1+1"的签约服务,普遍的服务举措包括一对一签约、建立电子健康档案、慢性病长处方、延伸处方、健康管理、基本公共卫生服务等内容。虽然全科医生和社区居民有了一纸协议,但约束还是相对的,还是一个"软性签约",居民违约也没有特别的惩戒。全科医生还没有真正担负起"守健康、守费用"的职责。在现代,看病多被说为"去医院"或"看毛病",完全不提医生和自己了。

未来

在世界范围内,通用的做法是采用硬性的全科医生首诊制,即居民的常见疾病（急诊除外）必须到自己的家庭医生那里就诊,由家庭医生确定转诊才能转到上级综合性医院;而且,居民的医疗保险费用由全科医生负责,避免过度医疗。中国的家庭医生签约服务也必然会借鉴这一道路,医生要管健康也要管费用,在未来也会有类似的社区首诊的政策出台。但中国的家庭医生除了基本医疗服务和费用管理外还要承担公共卫生服务,这也是中国家庭医生的一个特色。我们期待将来大家有不适的时候都会说"预约我的家庭医生"。

（上海市浦东新区潍坊社区卫生服务中心　杜兆辉）

—— 专家简介 ——

杜兆辉

杜兆辉,上海市浦东新区潍坊社区卫生服务中心全科主任医师。中国社区卫生协会社区卫生服务中心主任联盟副主席、上海市医师协会全科医师分会副会长。从事全科医学和社区卫生服务管理近20年。

六、首诊全科医生的便利和实惠

　　全科医生又称家庭医生,是对个人、家庭和社区提供优质、方便、经济有效、一体化的基础性医疗保健服务。进行生命、健康和疾病的全过程、全方位负责式管理;服务内容涵盖了服务对象生理、心理、社会各层面的健康问题。

　　现在新入职的全科医生必须经过 5 年临床医学基础教育,3 年全科医师规范化培训后才能进入社区卫生服务中心工作,必须掌握健康咨询、健康教育和促进、临床预防、慢性疾病综合管理等知识和技能。全科医生在诊疗过程中除了诊治居民的疾病,同时还要对其健康问题进行长期管理,并为其及家庭提供疾病预防和健康保健的咨询。

　　家庭医生服务以社区为范畴,就在居民身边,贴近的服务使得家庭医生对居民的健康更为了解,家庭医生首先是值得信任的。而且,目前的社区卫生政策都支持家庭医生的业务开展,比如签约了家庭医生,居民就可以获得慢性病长处方、延伸处方、上级专家的优先挂号资源以及支付比例的优惠。更为重要的是,家庭医生不但要管签约居民的健康,还要管理费用支出,也就是家庭医生要审核医疗费用的合理支出,对于上级医院做的检查和治疗,家庭医生认为不合理的,医疗保险可以拒绝支付,可以说是居民得了方便还得实惠。

　　从 2011 年《国务院关于建立全科医生制度的指导意见》到 2015 年《国务院办公厅关于推进分级诊疗制度建设的指导意见》再到 2016 年《关于推进家庭医生签约服务的指导意见》,可以看出国家的政策导向就是要创造居民在社区便利首诊的医疗环境。

　　社区首诊是国际医疗服务的通用做法。社区卫生服务中心有值得信赖的家庭医生,还有各类的便捷服务,更是政府大力主张的服务模式,有什么不适就首先去看自己的家庭医生吧! 到 2020 年,我们的目标是居民人人都可以拥有自己的家庭医生。

(上海市浦东新区潍坊社区卫生服务中心　杜兆辉)

七、与家庭医生签约后的"大礼包"

现阶段,与家庭医生"1+1+1"签约后,从全市统一政策来看,签约居民可享受到以下服务"大礼包"。

一是由家庭医生对签约居民的健康状况进行评估,帮助签约居民明确主要健康需求,并制定实施有针对性的健康管理方案;二是提供基本诊疗、社区康复与护理等基本诊疗服务,为通过预约的签约居民在社区卫生服务中心内提供优先就诊服务;三是对签约居民优先转诊至上级医疗机构,试点期间市级医疗机构将预留 1/2 的门诊预约号源,在开放预约期的前 1/2 时段,优先向家庭医生与签约居民开放,确保通过家庭医生转诊的签约居民可优先获得上级医疗机构专科资源;四是利用多种途径(健康咨询热线、网络咨询平台等)向签约居民提供健康咨询服务;五是为签约居民提供更便捷的配药政策,一方面对签约且纳入家庭医生慢性病管理的患者,可单次满足所有品种治疗性药物 1~2 个月的用量,增加慢病居民单次配药量,另一方面对经家庭医生转诊,在上级医疗机构就诊后回社区的签约居民,家庭医生可延续上级医疗机构长期用药医嘱,开具与上级医疗机构相同的药品,并由第三方药品供应链配送;六是对确有需求并符合要求的签约居民,优先建立家庭病床;七是协助签约居民开展医疗费用的管理,帮助签约居民合理控制医疗费用。

总体而言,签约后,居民相当于多了一个"医生朋友"和"健康顾问",遇到健康问题可以先找这个"医生朋友"和"健康顾问"寻求帮助,他将为签约居民答疑解惑、出谋划策、直接提供服务或者转往其他医疗机构。

(上海市卫生和计划生育委员会 张天晔)

—— 专家简介 ——

张天晔

张天晔,上海市卫生和计划生育委员会主任科员、上海市卫生发展研究中心青年专家。长期以来从事上海社区卫生服务改革与发展,先后参与上海社区卫生服务综合改革、家庭医生制度构建等医改重点工作。

八、什么是家庭医生"1＋1＋1"签约服务

听到"签约"两个字，很多居民往往都会很迷惑：我就是想找个医生看病，怎么还要"签字画押"？事实上，签约是指居民自愿选择一名心仪的家庭医生，通过签订服务协议书建立与家庭医生之间稳定的服务关系，明确家庭医生所提供的服务内容。而"1＋1＋1"医疗机构组合签约可以视为家庭医生签约的"升级版"，也就是居民在自愿选择一名家庭医生签约的基础上，还可以在全市范围内再选择一家区级医疗机构与一家市级医疗机构进行签约，从而形成"1＋1＋1"医疗机构组合签约。签约后居民可以在"1＋1＋1"内任何一家医疗机构就诊，到"1＋1＋1"医疗机构之外就诊时，如果通过家庭医生转诊，还可以享受一系列优惠政策。当前"1＋1＋1"医疗机构组合签约优先满足60岁以上老人需求。

有居民又会担心，签约后如果后悔了是不是能够解约？对签约家庭医生不满意是不是能够更换？事实上这些都是可以的。"1＋1＋1"签约有效期原则上为1年，在签约期内，居民原则上可提出一次"变更"签约家庭医生的申请，签约区级、市级医疗机构变更申请原则上不受次数限制。签约期满后居民可提出"解约"或"变更"签约要求，如不提出将自动续约。

上海市政府在推行"1＋1＋1"医疗机构组合签约前，进行了广泛的调研与大数据分析，上海"健康网"数据显示，上海居民就诊人次中，60岁以上老年人占比最高，达到57%，这说明老年人是当前就医的主体，也是我们需要重点满足的服务群体。在进一步数据分析后，我们发现上海老年人就医有一定的习惯和规律可循，老年人在三级医院就诊时，全年固定选择同一家医院的比例为68.6%，在二级医院就诊时，固定选择同一家医院的比例为81.1%，社区卫生服务中心这一比例为74.9%。因此，"1＋1＋1"签约医疗结构组合，并且以60岁以上老年人为优先签约的政策设想，针对当前就医主体，既有"硬性"规则，又有"柔性"引导，对比60岁以上老年人既往的就医习惯，预期居民可接受度较好，能够优先覆盖医疗服务需求最大的那部分群体，帮助老年人提高整体健康水平。

（上海市卫生和计划生育委员会 张天晔）

九、"1＋1＋1"签约后居民如何就医

　　签约后居民仍然享有自由就诊的权利,但我们鼓励居民优先至家庭医生处就诊,如果签约居民主动到家庭医生处就诊,基本的流程可参考下图。

▼ 签约居民至家庭医生处就诊基本流程

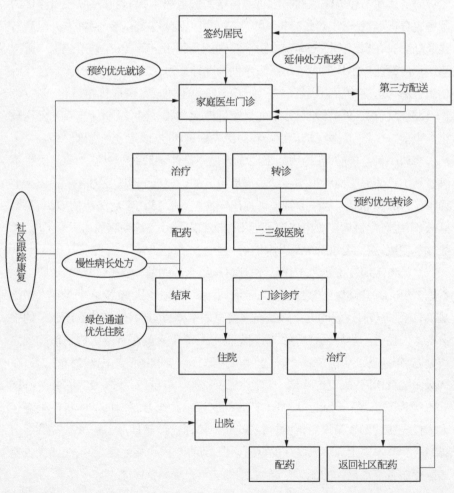

（上海市卫生和计划生育委员会　张天晔）

十、与家庭医生签约会不会限制就医自由

最近,刘老伯家小区的居委活动室每天都人头攒动,十分热闹。原来,社区卫生服务中心的医生们到小区里来同居民们"结对子",签合约啦,以后看病由全科医生来安排。刘老伯看看周围邻居一个个结好了对子,自己却有些犹豫不决。他想:自己患有多种疾病,平时在多家三甲医院专家那里定期复查,要是同社区医生签了约,是不是不能再随意去大医院了呢? 自己的疑难杂症社区看不好可怎么办?

有很多居民担心,与家庭医生签约后,会造成自主选择就医的不便,因此对签约往往怀有顾虑。

事实上,与家庭医生签约并不会限制居民的就医自由。首先,"1+1+1"签约是自愿的,并非强制签约,居民可以视自己的需求与健康情况选择是否签约;其次,签约后居民仍可自行前往签约医疗机构之外的任何一家医院就诊,不影响其自由就诊的权利。但我们鼓励居民签约后首先到家庭医生或者签约医疗机构组合内就诊,并且可享有延伸处方、慢性病长处方、针对性健康管理以及优先预约就诊等便捷服务与优惠政策。

在推行家庭医生签约服务的过程中,政府始终坚持一个理念与原则,那就是签约与分级诊疗一定不能限制老百姓的就医,或者为老百姓的就医人为设置障碍,而是希望通过签约家庭医生实现对居民健康的全程管理、对疾病初诊的精确甄别、对卫生资源的合理调配,使老百姓可以更加便捷地获得其最需要、也是最适宜的医疗卫生服务。所以,签约的关键词不是"限制",而是"便捷",推行签约的方式不是"强制",而是"自愿",吸引老百姓的不是"空口号",而是"获得感"。

(上海市卫生和计划生育委员会　张天晔)

十一、家庭医生制服务的发展和挑战

家庭医生服务是以全科医生为主体,全科团队为依托,以社区卫生服务中心、区域医疗卫生协同服务体系为支撑,以社区为范围、家庭为单位、全面健康管理为目标,以签约制服务为基础、多种服务形式相结合,为患者及其家庭成员提供综合、连续、有效的基本卫生服务。

发展

家庭医生(也有称为全科医生)在西方已有 200 多年的历史,20 世纪中后期在欧美发达国家兴起并发展。其工作模式是对社区居民各个人生阶段全程跟踪式的健康管理;首诊在家庭医生,家庭医生完成大部分医疗服务,根据病情转诊到相关专科医生,建立了分级诊疗制度;建立家庭医生与居民签约机制、实行按人头预付的卫生服务经费管理模式、严格规范家庭医生资质、服务项目覆盖健康管理各个方面、控制医疗费用的支出;在此基础上家庭医生收入也得到保障。

我国内地从 20 世纪 80 年代末引进全科医学概念和家庭医生服务模式,要成为合格的家庭医生不仅要有全面的医学专业知识,还要学习运用家庭动力学、人际关系学、心理治疗等方面的知识来提供服务。我国目前家庭医生主要工作是以基本医疗和公共卫生服务为主,通过政策引导居民自愿与辖区家庭医生建立签约服务,建立健全健康档案、分类管理慢性疾病。

挑战

虽然国家相继出台了各项公共卫生的政策,尤其针对基础医疗服务提出各项要求和举措,促进全科/家庭医生服务的发展,但目前我国家庭医生服务存在诸多挑战。

诸如:卫生政策倾斜不足,保障机制尚未完全到位;家庭医生服务资源很不均衡;正规培训的家庭医生只有几千人,人力资源严重不足;尚未建立统一服务模式和建立健全完整的激励机制;二、三级医院在医疗技术和转诊方面对家庭医生支持不足;全科医生也应提高自身能力,获得社区居民的信任,并充分利用互联网技术服务签约居民,使居民能比较便利地获取所需基本医疗服务。

未来

世界卫生组织提出:居民80%以上的健康问题可以在基层解决,而最好的解决办法就是发展全科医学,当前我国正值深化医药卫生体制改革的关键时期,只有大力发展全科医学教育、培养合格的家庭医生,才能满足居民健康需求缓解当下医疗资源相对不足的困境。

(上海市浦东新区潍坊社区卫生服务中心　杜兆辉)

○ 摘编自《中国全科医学发展报告》(2012—2013年)

十二、分级诊疗，小病在社区、大病到医院

人的病，究竟有多少种？据说有人查遍医书，统计出有 1.08 万种。不过看来肯定不止此数，因为若是人只生书上有的病，这医生就好做多了。人生的病有许多是不典型的、混杂的、前所未见的。但是大致上也还有个谱：病有轻重之分。

轻的如伤风感冒、肠炎腹泻、咳嗽吐痰之类，重的如心肌梗死、脑溢血、癌症等等。如何治疗？轻的吃点药，甚至不用吃药，只需多喝开水、早点睡觉便可。重的要送医院急救，或许还难以挽救，一命归西。

疾病既有如此差异，医疗岂能统一模式。

古代的医生走街串巷，"送医上门"，或者虽有定所，也多应邀至病患家中，在病患床前为人诊治，所谓"临床医师"一词即出于此。后来认识到传染病患者应隔离，将患者集中一处进行医疗，集中之处，称为医院。再后来，医学发展，疾病的诊断、治疗多依赖设备的支持，而这些设备多无法携入患者家中，故凡疑难危重之症皆需前往医院医疗。

由于诊断技术的发展，尤其是 X 线诊断的普遍应用，渐渐地医生们对单纯应用视、触、叩、听的诊断方法有点不放心了：咳嗽厉害的还是"照个 X 光"吧，别是肺炎；崴了脚的"拍个片子"吧，要排除骨折才好……

X 线确实能"照出"听诊器听不出的小片的肺炎、"片子"也确实能拍出手摸不出的骨折，于是医生上门的"临床"诊疗逐步演变为患者到医院的"临机"诊疗了。医院越大、设备越多，患者也就越多，于是形成了患者向大医院集中的倾向。

在我国，又要求医生挂牌应诊，以便任患者挑选。患者才发现：大医院里还有些对某种病专长的专家，治病的事性命攸关，看病当然要找专家，于是又形成患者向大医院里的专家集中的倾向。

终于医院越弄越大、专家越来越忙。检查越多、花费自然越多，都要看专家、自然一号难求。于是"看病贵、看病难"问题出现，而且"改来改去"难以解决。

人是理性的动物。人们终于发现：似乎并不是所有的病都是严重的、并不是所有的不舒服都要做检查、"拍片子"的，也不是所有的病都必定要专家看的。

那么一些比较轻的病能不能先在社区的诊所里请那里的全科医生看一看呢？当然是可以的。于是我国卫生行政部门提出：小病在社区（诊疗）、大病到医院（诊疗）。

不过患者担心，小病会变大病，在社区诊疗会不会被耽误了？确实，有小病变大病之事，但是不多，而且小病治好了也就不变大病了。再说，在社区的医疗是连续性的医疗，医生就在"家门口"，病情转化容易被发现。而一旦病情转化，全科医生便有责任将患者转给有能力处理这病情的医院和专家，可免患者"病急乱投医"，患者省心、省时，能得到及时有效的治疗。"适时转诊、将患者转向有能力处理病情的机构和医师"也是全科医生的基本技能之一。

特别是如今大量的慢性病、如心脑血管病、糖尿病、癌症等患者在经过专科治疗病情稳定后，还需要长期的、甚至可以说是终身的医学照顾，比如药物调整、饮食指导、心理疏导等等，由于这些疾病常常合并存在，故擅长治某一疾病的专家事实上也难以完全胜任，而在社区工作的全科医生又恰以"慢性病管理"为专长，此类病情稳定的慢性病患者在社区由全科医生诊治，自然最是相宜。

在日常生活中人们有时还会有某些不适，比如头痛、腹胀、疲乏、低热等等，这些不适可能与过于劳累、心情不佳、环境变化等原因引起，并不一定有明确的病理基础，而且多为一时性的问题。这些"不适"在专科医院检查多数会不得要领。若在社区由全科医生作初步判断后给予相应的处理，多能轻松解决。

所以急症除外，无论大病、小病，甚至不一定是病的不舒服，先在社区由全科医生诊治，必要时由全科医生转诊，仍是方便民众、合理利用卫生资源的上上之策。如今我国推进"分级诊疗"便是此意，其实在世界各发达国家亦皆是如此做法。

有病先在社区诊所看全科医生，乃是智者之举。

（复旦大学附属中山医院　杨秉辉）

○ 摘编自《食品与生活》2016 年

十三、给健康一个定义

世界卫生组织也曾经提出过一个 10 条健康标准：精力充沛能应付工作、学习的压力；处世乐观、积极、乐于承担责任；睡眠好；能适应环境的变化；对感冒等传染病有抵抗力；体重适中、身材匀称、动作协调；眼睛明亮、不发炎；牙齿清洁、无牙病；头发光泽、无头屑；肌肉皮肤有弹性，走路轻松。这个标准很是具体，但似乎又嫌有些琐碎。

其实世界卫生组织于 1948 年成立时，在其成立宣言中就曾经给健康下过一个定义："健康是躯体上、精神上以及社会适应上的完好状态，而不是没病及虚弱。"说得再清楚不过了。健康包括三个层次，最基本的要求是"躯体上的完好状态"，也就是身体各个器官的结构与功能要正常，也就是"没病"。但没病不等于健康，还需要"精神上的完好状态"，即精神健康。精神健康又包括心理健康、情绪健康及道德健康。心理健康指能摆正自己在社会生活中的位置、看问题一分为二、遇有挫折时处变不惊。情绪健康是指始终以饱满的、乐观的、向上的情绪对待工作、学习和生活。而道德健康则是指为人处世大公无私、胸怀坦荡。这确实对一个"健康的"人来说是必不可少的要求。设想一个人虽然心电图检查正常、转氨酶不高、血糖也在正常范围之内，但终日闷闷不乐，一点小事也会耿耿于怀，遇事总想占点便宜，这样能算健康吗？所以不但身体要健康、精神也要健康，这就是我们常说的"身心健康"。但世界卫生组织对于健康的定义里还包括"社会适应上的完好状态"。这是指人们参与社会生活时的一种完好的状态。人是一个"社会的"动物，每个人都是社会的一员。他的工作、学习、生活，一切活动都会受到社会的制约。人需要适应这种制约，他才能生活愉快、身心健康。举个反面例子来说，走路要遵守交通规则，他偏是要闯红灯，结果被车撞了。人与社会和谐、人与环境和谐、人与人和谐，其实也都是关乎人的健康的内容。

(复旦大学附属中山医院　杨秉辉)

○ 摘编自《新民晚报》2011 年

十四、健康要靠自己去争取

健康是生命质量的体现。从生物学的角度来看，没有健康，生命便没有了质量。

健康主要来自健康的生活方式。什么是健康的生活方式？世界卫生组织有明确的说法："合理饮食、戒烟限酒、适当运动、心理平衡"。

对照我们的生活看，我们的生活方式健康吗？先说饮食，随着经济的发展，我国民众的生活好转，最直接的反映便是在吃上。菜肴中常以动物性食物为主，烹调方法以油炒为主，都带来脂肪摄入过多的问题，结果形成动脉粥样硬化。我国民众多数口味较重，以致盐的摄入量也严重超标。盐吃得多，是高血压的重要病因之一。而高血压、动脉硬化则是冠心病、心肌梗死、中风（卒中）等严重危害我国人民生命健康的疾病元凶。脂肪和盐的摄入过多，还与一些癌症如肠癌、胃癌、食管癌等有关。

中国的人口占世界的 1/4，而中国的烟民占世界的 1/3。除 3.5 亿烟民外，还有至少约 5.7 亿人口被动吸烟。人类癌症的起因，至少 1/3 要归咎于吸烟。吸烟的人发生心血管病的危险比不吸烟的高 10 倍。吸烟还是我国大量的"老慢支"、肺气肿的主要病因。

中国的一般民众之中，通过体育运动来锻炼身体的意识实在不强。早晨起来在公园、绿地里，弯腰、伸腿的都是些老年人。而年轻人、中年人都借口"没有时间"。

当前我国处在经济转型、发展时期，各种矛盾交织，许多事情尚难尽如人意，老年人觉得以自己的贡献来说，养老金少了些；中年人觉得上有老、下有小，生活压力太大；年轻人觉得念了许多书，一个月甚至一年拿的钱还不及歌星唱支歌，耿耿于怀，必定有损健康。

现在提到健康，往往强调的是保养，强调的是如何规避压力、"慢生活"……当然离退休同志可以，如果大家都这样，谁来建设有中国特色的社会主义？所以还必须提倡积极的健康观念。比如美味佳肴，控制着点儿吃；吸烟有害健康，一定要下决心戒了；喝酒偶尔为之，切莫逞能贪杯；运动有益身心，应知"磨刀不误砍柴工"；凡事"一分为二"，心理自然平衡。

健康不会如同天上掉下的馅饼,要靠人们自己主动去争取。

法国思想家蒙台涅说过:"健康乃是自然可以给予人类最公平、最珍贵的礼物。"人无论贫富、贵贱,都可以得到这份珍贵的礼物。只需我们努力,孜孜以求,健康是可以属于每一个人的。

（复旦大学附属中山医院　杨秉辉）

○ 摘编自《康复》2007 年

十五、对待自己的健康应视为一种责任

健康对一个人来说实在是太重要了。健康从何而来？世界卫生组织指出：健康与长寿15%决定于遗传因素、10%决定于社会状况、8%决定于医疗条件、7%决定于自然环境，而60%取决于一个人的生活行为。

许多疾病和遗传因素有关。不过，如高血压、动脉硬化、糖尿病甚至许多癌症也只是遗传了对这些疾病致病因素的"易感性"罢了，并不是遗传了这些疾病的本身。如果注意避免接触这些疾病的致病因素，或许便可避免患上此类疾病。

诚如世界卫生组织所言：人的健康和长寿主要取决于他的生活行为。比如心脑血管病是如今危害我国民众健康的头号大病，其基础为动脉粥样硬化，而动脉粥样硬化与脂肪类食物摄入过多有关。高血压病的病因是多方面的，但盐摄入过多肯定是重要的致病因素之一。癌症对健康是一个严重的威胁，但吸烟与被动吸烟在众多的致癌因素中至少占四成。缺少新鲜蔬菜与水果、过多的脂肪摄入又占了三成。嗜酒伤肝、损脑，过多饮食而又缺乏运动是糖尿病的元凶。如今社会发展，生产力提高、工作压力加大。人们如果不能适应，也会产生许多心理障碍、心身疾病、甚至抑郁症等严重问题。所以世界卫生组织给出的"健康基石"便是：合理饮食、戒烟限酒、适当运动、心理平衡。

字虽然只16个，但真正做起来却也不那么简单，因为一个人的生活行为是一种习惯，是几十年逐步形成的，要改，就不那么容易。但是，健康从生物学上讲是一种生理状态，从人类学上讲是一种能力，获取健康的能力，而从社会学的意义上讲，人对自己的健康应该是一种责任，对社会、对家庭、也是对自己的责任。我国政府发布的《中国慢性病防治中长期规划(2017～2025)》就明确提出应"提倡'人人都是自己健康的第一责任人'的理念"。

健康来自健康的生活行为，现代人应该主动地去争取健康，有良好的健康意识，理解"对待自己的健康也是自己应尽的责任"。努力摒弃不良生活行为，建立健康的生活方式，使自己具有健康的体魄、良好的生活质量和社会适应能力。这才是现代人应有的品质。

（复旦大学附属中山医院　杨秉辉）

○ 摘编自《新民晚报》2011 年

十六、警惕无疾之病悄然而至

"疾病"一词拆开来看,"疾"应指症状:发热、咳嗽、肚子疼等等,给人以痛苦之事,所谓"疾苦"是也。而"病"则是一个有特定的病因、病理,并导致人体健康受到危害的生命现象。疾与病通常形影相随,疾多因病而起,病亦因疾而被发现、被治疗,从而消灾解难。

不过随着经济发展、科技进步,现在威胁人们生命健康的主要是些慢性非传染性疾病,诸如高血压、糖尿病、脂代谢紊乱、动脉粥样硬化、癌症等等,这些疾病与人们过去经常遇到的,诸如发热咳嗽的肺炎、发冷发抖的疟疾、腹痛难忍的胆道蛔虫症等病不同。不同之处很多,其中很重要的一点是它们常常悄悄而至,除非出现了各种并发症,一般没有症状或没有明显的症状。

最典型的例子是癌症,等到出现症状再就诊,常常已经错过了最佳的治疗时机,患者家属常自责:"怎么没早些发现?"其实早期肿瘤没有症状,人们自然也就不会就诊检查。又如高血压病,据统计中国有近2亿人患高血压,但是知晓率不到半数。因为大多数人没有症状,因而也没想到要检查血压。糖尿病常被表述为"三多一少",即多饮、多尿、多食与体重减少。其实,如今多见的2型糖尿病,却常常并无不适,直到眼睛出了问题、脚坏疽了,到医院一查,才知道原来有糖尿病。许多冠心病患者,平时可能并没有什么症状,直到心肌梗死发作,方才知道是患有冠心病的。

所以现代人对于疾病的认识也需"与时俱进",身体不适应及时就医检查,并无不适也应定期检查。对于有某些疾病遗传背景的、有好发倾向的,更应该有主动检查的意识,以便及时发现这些疾病,及时治疗。高血压、糖尿病固难根治,但认真治疗,危害人们健康的并发症就不会发生,可以和没病的人一样工作、生活,一样共享天年。癌症早期发现,早诊、早治,甚至有治愈的希望。

应该反对无病呻吟、小病大养。但是有病还得治,若要治疗的效果好,还要尽早发现,无疾之病,还得有主动去发现的意识。科学技术带给我们的福祉,我们要认识它才能享受到它。

(复旦大学附属中山医院 杨秉辉)

○ 摘编自《新民晚报》2011年

十七、医患关系理应和谐

医患关系者，医生与患者之关系也。医生是以"为人治病"为业的人，患者是生了病的人，人生病了要医生治。医患关系本来就这么简单。可是这事在如今的中国却出了问题。

患者无论疾病轻重，一律往大医院里挤。一位医生半天要看几十位患者，哪里有充分的时间与患者交谈。患者既不满医生看病的"快"、又不满等待的"久"。当然，患者也有担心，虽说是小病，但万一隐伏着大病，被小医院耽搁了，如何了得。

大医院的医生、甚至专家看病，其实也有这种担心。于是就要做各种检查，偏偏这些大型的检查设备、许多化验的试剂要靠进口，价格自然不菲。吃药不比吃饭，粗茶淡饭也过得去，但生病吃药自然要挑好的吃。又偏偏制成这些"好药"的外国人又有"知识产权"，他不肯便宜卖给你，于是便又生出个"看病贵"的问题来了。若是政府全包倒也罢了，问题是要自己出点钱。出点钱毛病看好倒也罢了，但却不容易看好，或者不"断根"。买东西质量不好可以退货，病看不好却依旧要付钱。也难怪病人"窝火"。稍不克制，便可能引起纠葛。

当然医生方面也有问题，医德不良只是个别现象。以个人之见，医生们较为普遍的问题是重视治病的科学性，而缺少了些对于患者的心理状况的了解和安慰。一位患者投诉，说看病时医生看也没看她一眼，她的话还没说完，这医生已经把"方子"开出来了。主管部门请这位医生过来一问，果然如此。医生说：她做过胃镜，确诊胃溃疡无疑。言下之意是胃里面也看过了，这人看不看也就无所谓了。开的药是质子泵抑制剂，全世界公认的治胃溃疡良药。

要解决医患之间不和谐的问题还得从源头上入手。比如，政府对民众的医疗多加照顾，让民众减少经济负担，缓和看病时的心理压力。应大力培养全科医生，提高基层医院的医疗服务水平，方便民众小病就地解决。医生固然应该在医理上精益求精，也应该在服务上多下功夫，了解患者的心理需求，多给患者以同情、安慰。

和谐的医患关系是和谐社会的一个组成部分，需要全社会的支持。

（复旦大学附属中山医院　杨秉辉）

○ 摘编自《新民晚报》2012 年

十八、何为生死一维性

"一维性"即一次性,不能重复

古罗马哲学家硫善曾这样说:不管是穷人、富人、奴隶、国王,必有一死。人生好比从高处冲下来的泉水激起来的水泡,无论大的还是小的,迟早都要破裂。生与死对任何人都只有一次。生,无法选择;死,无法逃避。万物有生有死,由兴到衰,这是宇宙普遍的规律,是历史唯物主义的基本观点。人作为万物的灵长,宇宙的精华,概莫能外。

生命是一个倒计时的过程

生死一维性决定了人的生命是有限的,生命对每个人来说并不是永恒。生命是一个倒计时的过程,当你一生下来,死亡也跟着你一起生下来,生命中每一片刻都在朝死亡移动。每个人的生命在自然界只占有限的时间和空间,生命存在与消亡是不可逆的自然历史过程。

既然每个人的生命只有一次,生命一旦结束,便无法复生,所以生命是无价之宝,是任何东西都无法替代的,因此我们没有理由不去好好珍惜它。如何才能抓住生命的每一个瞬间,真实地活着,且活得尽可能地精彩呢?

珍惜生命,善待生命

《钢铁是怎样炼成的》一书中这样写道:人最宝贵的是生命,生命对每个人只有一次。人的一生应当这样度过:当他回首往事的时候,不会因为虚度年华而悔恨,也不会因为碌碌无为而羞愧。这样,在临终的时候,他就能够说:"我已把自己整个的生命和全部的精力献给了世界上最壮丽的事业——为人类的解放而奋斗。"

古罗马诗人贺拉斯告诉我们:"把每天都想象成这是你最后的一天,你不盼望的明天将越显得可欢恋。"这句话让我们珍惜生命,感激生命中的每一天。

虽然每个人都必须承受生命中的挫折和痛苦,但我们仍应在有生之年善待生命,善用上苍赋予的生命,为自己,也为社会做出点贡献,才不会辜负那些为我们生命存活付出心血的人。

　　让我们努力地、精彩地度过生命中的每一天!

(上海市静安区中心医院　庞连智)

○ 摘编自《老年人安宁疗护》2016 年 9 月

—— 专家简介 ——

庞连智

　　庞连智,上海市静安区中心医院内科副主任医师、卫生事业管理副研究员、硕士生导师。现任中国生命关怀协会常务理事、上海市抗癌协会理事、上海市医学会全科医学分会顾问。曾担任临汾社区卫生服务中心主任,全国劳动模范、奥运会火炬手。

CHAPTER TWO

2

问 名 医

婴｜儿｜期｜

1. 新生儿便秘有啥解决方法

相信许多家长都曾为宝宝好几天没有大便而困扰，甚至一筹莫展，生怕小家伙的肠道有什么问题。其实，多数情况下家长们是多虑了。如果宝宝精神好，进食正常，大便有规律，排便正常且黏稠呈黄色，几天不大便也是属于正常的。当宝宝出现大便难以排出、量少干燥、颜色发暗，排便时哭闹、腹部胀满、食欲减退、体重减轻时，就需要考虑便秘的可能了。这时妈妈就要学做"福尔摩斯"，细细分辨，帮助宝宝打开"方便"之门。

大多数宝宝的便秘是由于喂养不当、环境变化或精神紧张造成的，一般经过饮食、生活作息等调整后"便便"就可以"准时赴约"。但一些疾病如先天性肠道畸形等也会导致便秘，一旦发现需要立刻就诊。

一般来讲，生理性体重下降恢复后，新生儿体重每周至少应该增加125克，每天尿湿的尿布要六块以上，且尿色淡、气味轻。如果宝宝出现便秘的同时体重不增，小便次数少，吸奶30分钟仍然不愿松开奶头，仍然哭闹，或者睡眠后一小时左右就醒，还频繁寻找奶头，就可能提示奶量不足。新手妈妈可以据此判断宝宝有没有吃饱。

母乳喂养的宝宝，常因母乳不足导致便秘，可以通过让宝宝多吮吸来刺激妈妈产生更多的母乳。如果还是不够，可以试着添加配方奶。人工喂养的宝宝，由于配方奶中酪蛋白、脂肪和钙的含量比母乳含量高，因而形成干燥坚硬的粪块引起便秘，这时可以给宝宝补充适量温开水，顺时针按摩腹部，如果还不能改善的话，可以换一种适合宝宝的奶粉。

除奶量不够外，新生儿便秘还可能是胃肠发育不完善、肠道内一些消化酶分泌不足、肠道蠕动不规律、正常的肠道菌群还未建立，导致消化能力相对弱等原因引起。

了解这些知识后，妈妈们心中有数了，有信心喂好自己的宝宝，让宝宝健康成长。

（上海市徐汇区枫林街道社区卫生服务中心　张佳丽）

上海市徐汇区枫林街道社区卫生服务中心是上海市首批优秀社区卫生服务中心,牵先探索"户籍医生"制慢病管理,最早挂牌"上海市全科医生实训评估基地",开创全科医师实训评估之先河。在社区科研建设、学科发展、全专结合等方面均有建树。

2. 宝宝为啥是个"夜哭郎"

"天苍苍,夜茫茫,我家有个夜哭郎,过路君子念三遍,一觉睡到大天亮。"这小小的"夜哭郎"常令让家长们手足无措。究竟是什么原因让可爱的小宝宝成了"夜哭郎"呢?其实无外乎吃喝拉撒的问题。

饿了渴了宝宝要哭:每个宝宝的胃口不同,加上母乳与奶粉在体内消化所需的时间不同,喂养的间隔不同,所以要根据宝宝的自身情况及喂养方式合理喂奶。尿片湿了宝宝要哭:没有干爽的环境,"小屁屁"不舒服了当然要抗议,要及时为宝宝更换尿片。肚子胀气、宝宝抓狂,要哭:吃奶后要帮宝宝拍背排气,避免吞入气体过多。

睡眠环境和外界温度也很重要。宝宝睡觉的地方要安静,不能太吵、太亮,要慢慢让宝宝对白天和黑夜有感觉,适应昼夜节律。宝宝容易受环境温度影响,室内要尽量维持相对舒适稳定的温度(22~24 ℃)。

宝宝虽小,却也是有情绪的。如果白天宝宝过于兴奋或者受到刺激、惊吓,那么夜里就可能突然惊醒或哭闹不安,所以平时要少带宝宝去喧哗的场所,也不要让宝宝接触他害怕的人或物。还有不安全感也会折腾宝宝,爸爸妈妈白天上班不在家,晚上宝宝可能就会以哭来"抗议",所以爸爸妈妈要尽量多陪伴、拥抱宝宝,满足宝宝的"皮肤饥饿"。

啼哭也有可能是宝宝在说"我生病了"。如发生肠绞痛时宝宝除了哭,还会出现小脸通红、双腿蜷曲于肚子上,这时可以抱起宝宝,有规律地轻摇,或用温毛巾放在宝宝肚脐周围。"缺钙"也会让宝宝烦躁,出现夜间不安、多汗、枕秃等症状,需要及时为宝宝补充维生素 D,到外面多晒晒太阳。当然如果宝宝出现不吃不睡、体重不增加或呕吐、大便异常等情况,或是哭泣声音和平时明显不同,得赶紧去看医生。

哭其实是宝宝与大人交流的方式,只要读懂宝宝的哭,"夜哭郎"就能安稳睡到大天亮。

(上海市徐汇区枫林街道社区卫生服务中心　张佳丽)

3. 宝宝缺钙如何补

缺啥补啥是生活中的常识,现在我们的生活水平提高了,如果还让宝宝因缺"钙"而出现鸡胸、罗圈腿等情况,家长肯定会自责懊恼。但是,过量的补钙也有隐患。那到底应该如何补钙呢?

我们首先需要了解宝宝需要多少钙和什么钙源最适合。0~6个月的宝宝每天推荐摄入钙量约300毫克,6~12个月400毫克,1~3岁500毫克,3岁以上600毫克。钙的食物来源比较广泛,在乳类与乳制品、豆类与豆制品、海产品、肉类与禽蛋、水果与坚果类等食物中的含量都很丰富。母乳是婴儿最好的钙营养来源,钙磷比例适当,易于吸收。奶粉中钙的含量比较高,普通奶粉100毫升含钙量约50毫克。因此,健康足月产的宝宝如果奶量充足,6个月内无需补钙。6个月后合理添加辅食及奶量充足的话,亦无需补充钙剂。只有在膳食中摄入不足情况下,才考虑钙剂的补充。

俗话说:上阵亲兄弟。钙和维生素D是补钙中的一对亲兄弟,只有同时补充维生素D,钙才能被吸收利用。维生素D有提高机体对钙、磷的吸收,促进生长、骨骼钙化和牙齿生成等作用,维生素D缺乏会明显影响钙的吸收。获得充足的维生素D最适合的方式就是晒太阳,经过紫外线的照射,人体皮肤中的7-脱氢胆固醇就会变成活性维生素D,因此要保证宝宝每日1~2小时的户外活动。需要提醒的是,隔着玻璃晒太阳是无用的。鱼、肝、蛋、乳类等食物中含有维生素D,但含量一般不丰富,想获得充足维生素D必须口服维生素D剂。一般情况下正常足月儿出生2周后就可以每天补充400国际单位的维生素D作为预防,医生会根据宝宝的实际情况给出具体剂量建议。

有的家长一看到孩子夜里易惊哭、出汗多或出牙晚,就急急加入补钙大军。其实宝宝是否缺钙需要医生根据孩子的生长发育情况和一些必要的检查才能科学判断,补多少及怎样补同样应该在医生指导下进行。因为宝宝缺了钙不行,补多了也会影响生长发育。

(上海市徐汇区枫林街道社区卫生服务中心 高翠兰)

4. 为什么说母乳是给宝宝的最珍贵礼物

十月怀胎,新生命的降临是给爸爸妈妈们最珍贵的礼物。父母怀着喜悦的心情,也为宝宝准备了满满的爱。母乳则是带给宝宝的第一份珍贵礼物。无论是从营养、情感需求和对孩子长远健康方面，还是从安全、方便、经济等方面来讲，母乳均具有得天独厚的优势。让我们一起来了解一下母乳吧！

首先，母乳有利于宝宝健康长大。母乳中富含宝宝所需的能量和营养，母乳中钙铁锌的利用率高，钙磷比例适宜，富含生长调节因子牛磺酸等，营养成分全面，是任何乳制品都无法比拟的。母乳中的分泌型免疫球蛋白 A、乳铁蛋白、双歧杆菌、免疫活性细胞等免疫物质有利于增强宝宝的免疫力。吮吸妈妈乳房时，宝宝可以得到必要的需氧菌以及在乳管内的厌氧菌，这是宝宝建立消化道正常菌群的基础。母乳中的蛋白质在婴儿体内还可能会根据生长模式以及生长需要做出相应的调整，以满足婴幼儿相应的各种需求功能。

其次，母乳喂养有利于母子感情交流和母亲的身体健康。新生儿出生一小时内是宝宝对母乳吮吸反射最强的时候，也是喂母乳的黄金期。虽然此时刚结束分娩的妈妈已是身心俱疲，乳房也未必会感到胀痛，但此时一定要让宝宝吮吸乳房，以免失去最佳时机。哺育过程中母亲与宝宝亲密交流，宝宝时时处处都能感受到母亲的温暖，母子之情也在这种微妙的互动之下不断地增进与升华。此外，哺乳能刺激子宫收缩，减少母亲产后出血，促使母亲身体更快康复。哺乳还能减少母亲患乳腺癌、卵巢癌的概率，降低肥胖、糖尿病等疾病的发生。

最后，母乳喂养的长远益处也不容小觑。有研究显示，母乳喂养可以减少第一年婴儿猝死的发生率，还可以减少后期甚至成年期肥胖、高脂血症、1 型和 2 型糖尿病等疾病的发生。当然，任何事物也都不是十全十美的，母乳中的维生素 D 含量低，因此不要忘记给宝宝晒太阳，并且按照医生的建议给宝宝补充适量的维生素 D 以防止缺钙的发生。

（上海市杨浦区大桥社区卫生服务中心　谈佳臻）

—— 单位简介 ——

上海市杨浦区大桥社区卫生服务中心是杨浦区文明单位。中心开拓创新，积极探索社区介护服务模式。发挥社区中医特色，传播实践中医"治未病"理念。完善全科服务团队建设，试点"家庭医生责任制"服务，开展家庭医生"1＋1＋1"签约服务。

5. 怎样让宝宝顺利断奶

躺在妈妈的怀里，吮吸着甘甜的乳汁，这无疑是宝宝最幸福的时刻。随着宝宝长大,断奶几乎是每个母乳喂养的宝宝都要经历的"成长之痛"。那么父母又该在什么时候给宝宝断奶呢?

世界卫生组织建议:纯母乳喂养到六个月,然后在添加辅食的基础上持续母乳喂养可至2岁甚至更久!但是,职场妈妈们一般很难坚持母乳喂养到2岁,所以母乳喂养坚持多久要视具体情况而定。那怎样才能让宝宝顺利断奶呢?

首先,应做好充分的前期准备。断奶时机因人而异,应选择在宝宝身体状况良好、消化功能正常时进行,春秋季最宜,此时各种菜蔬、水果种类丰富,宝宝容易接受新的食物,也更不容易出现消化不良。此外,还应增加爸爸的照料时间,提前减少宝宝对妈妈的依赖。

其次,断奶宜循序渐进。断奶阶段对宝宝而言,不仅是食物品种、喂养方式的改变,还是宝宝心理发育的重要时期。采用妈妈避而不见或在乳头涂抹异物等生硬方法不可取,这会让宝宝以为妈妈"抛弃"他而心灵受创。这个阶段应该逐渐减少喂奶次数,可以先从白天开始,逐渐过渡到减少夜间喂奶次数,直至完全断奶。同时增加辅食的品种和质量,当宝宝对母乳以外的食物流露出兴趣时,父母要及时予以引导、鼓励和强化。

第三,陪伴是最长情的告白。甘甜的母乳给宝宝营养安全,妈妈的怀抱让宝宝温暖安心。断奶期间父母要多陪伴宝宝,如一起玩游戏转移他的注意力,此外还要观察宝宝的表现。如果宝宝不愿吃母乳以外的食物,要注意有无环境干扰。不能急躁,更不能发脾气,否则会造成宝宝的情绪不稳、夜惊甚或拒食。

还要提醒年轻妈妈们,不要因为有断奶的歉疚而处处迁就宝宝甚或养成宝宝的坏习惯。断奶是一个自然的过程,也是宝宝成长到另外一个阶段的标志。顺利度过断奶阶段的宝宝一定会成长得更加健康。

(上海市浦东新区大团社区卫生服务中心　蔡利强)

— 单位简介 —

上海市浦东新区大团社区卫生服务中心是上海市示范社区卫生服务中心。在家庭医生签约服务、全科团队健康和费用管理等方面做了诸多探索,在以家庭医生为主体的新农合"按人头预付"改革和农村社区家庭医生"1＋2＋3"签约服务模式方面有突出贡献。

6. 先天性听力缺陷的宝宝一定会成为聋哑人吗

听觉是人类的重要感官之一，是人们日常生活中不可缺少的能力。先天性听力障碍是较常见的出生缺陷。根据调查，我国有听力残疾人 2 780 万，其中 0～6 岁听障儿童约 13.7 万，新生儿听力障碍发生率约为 1‰～3‰。

正常的听力是进行语言学习的前提。听力正常的婴儿一般在 4～9 个月，最迟不超过 11 个月开始牙牙学语。而有听力障碍的儿童由于缺乏语言的刺激和环境，无法建立正常的语言学习，最终导致重者聋哑、轻者言语障碍。

研究发现，影响最终语言能力最重要的因素是听力障碍发现时间的早晚，而不是听力损害的严重程度。儿童听力和言语发育障碍程度与听力损失的发病年龄密切相关，听力损失如果不能得到及时发现和干预，不仅会导致聋哑、言语发育迟缓，还会造成儿童情感、心理和社会交往等能力的发育迟缓，给家庭和社会造成沉重的负担。

然而听障儿童如果能在新生儿期或婴儿早期(出生 6 个月前)被及时发现，可使用助听器等人工方式帮助其建立必要的语言刺激环境，使其语言发育不受或少受损害，从而做到聋而不哑。新生儿在出生后 48 小时即可用简便无创的方法及时发现听力障碍，为进行早期干预治疗创造条件。

新生儿听力筛查的最终目的是使先天性听力障碍儿童得到早期、合理和有效的干预，最终能听会说，实现康复，回归主流社会。一般来讲，确诊为重度或极重度的感音神经性听力障碍的患儿，建议在出生后 3 个月开始选配助听器；中度听力障碍者，建议 6 月龄时开始选配助听器；部分中度及轻度听力障碍者，随访至 8～10 个月，确定为永久性听力障碍后，建议选配助听器。所有配戴助听器的患儿，均应定期进行听觉及言语康复训练，并定期进行听力和言语发育评估。对康复效果欠佳的重度或极重度感音神经性听力损失患儿，建议 1 岁左右进行人工耳蜗植入手术，术后继续进行听觉言语康复训练。

父母都盼望自己的孩子健康可爱，如果太晚发现听觉障碍的问题，将会严重地影响到孩子日后的语言、身心发展。听力筛检快速、方便、安全、无副作用。

上海新生儿听力筛查流程如下：出生后第二天或第三天产院行听力初筛(收费)，如有异常，42 天产后体检时复查，如仍为异常，儿保医师会出具检测报告并建议家长至专门听力测试中心进一步诊治，但由家长自行安排。

(复旦大学公共卫生学院　孙晓明)

—— 专家简介 ——

孙晓明

孙晓明，复旦大学附属中山医院兼职主任医师、教授、博士生导师。中华医学会全科医学分会副主任委员、上海市医学会副会长、上海医师协会副会长、上海市社区卫生协会会长，上海市医学会全科医学专业委员会前任主任委员。

7. 坚持母乳喂养，怎么还会贫血

妈妈们发现：宝宝是母乳喂养，一直生长得还不错，可偏偏一体检，怎么就贫血啦？因为宝宝的快速生长发育，对于"铁"的需求量也比较多，所以容易发生"缺铁性"贫血。宝宝缺铁常有几个信号：面色苍白（以唇、眼睑、指甲较为明显）；精神不振、无力、活动减少；食欲减退；表情呆板、容易哭闹等；较大的贫血儿可有多动、注意力不集中、理解力差。血常规是医院里常见的检查项目，里面有个血红蛋白就是一个能直观反映贫血的指标。结合其他相关检查及孩子的表现，医生就可诊断。要预防缺铁性贫血，最简单的当然是"食补"。下面给大家推荐几种方法：

在孕期和哺乳期，（准）妈妈要多食用含铁高的食物，如动物肝脏、瘦肉、绿叶蔬菜、菌藻类、鱼类等。足月儿提倡纯母乳喂养 6 个月，混合喂养和人工喂养应采用强化铁的配方乳。宝宝的快速生长发育，对于"铁"的需求量也比较多。宝宝出生 4～6 个月后妈妈的乳汁与配方奶已经不能满足需求了，应及时添加含铁丰富的食物（强化铁米粉、肉泥、动物肝泥、动物血泥、鱼泥等）。

提倡对早产儿和低体重出生儿纯母乳喂养的同时，需在医生指导下补充铁剂，直至 1 周岁。人工喂养的宝宝应采用强化铁的配方乳。

多食用富含维生素 C 的食物。补充维生素 C 可促进铁的吸收，如西红柿、黄瓜、柿子椒、橙、柑橘、柠檬、猕猴桃等，这样可使铁在肠道的吸收率提高 4 倍。

补"铁"绝对不是越多越好，一旦发现宝宝贫血，家长也不必惊慌，医生会详细地询问宝宝的出生史、喂养情况、家族史、既往病史，贫血的进展情况，伴随症状等，来判断孩子是什么原因造成的贫血。在医生指导下，使用铁剂治疗，同时口服维生素 C 促进铁的吸收，都能起到很好的疗效。

（上海市长宁区虹桥街道社区卫生服务中心　赵晓华）

上海市长宁区虹桥街道社区卫生服务中心是"全国卫生示范""全国百强"和"上海市中医特色示范"社区卫生服务中心。在住院医师规范化培训、家庭医生签约制服务、社区及全科视频教学、健康大讲堂普及推广上做出诸多探索。

8. 宝宝"花样便"如何辨

宝宝的大便因哺乳成分的不同而不同。母乳中富含低聚糖,这是一种可溶性纤维素,因此母乳喂养的宝宝排便次数较多,每日 6～8 次,呈金黄色软膏状,人工喂养或混合喂养的宝宝大便呈土黄色,通常会干燥些,如硬膏,轻微酸臭味,每天排便 4～6 次。

生活中,常会遇到宝宝大便发绿的情况,家长会十分紧张。其实,很多情况下会出现"绿便":母乳喂养的宝宝,大便偏酸性,在肠道细菌的作用下,部分胆红素转变为胆绿素,使排出的大便呈绿色,这是正常现象;配方奶中铁质含量都很高,当宝宝对奶粉中的铁质吸收不完全时,多余的铁质就会使大便发绿;宝宝受凉,肠蠕动加快,就会排出绿色大便,这时候要注意腹部保暖;有的宝宝没有吃饱,饥饿会使肠蠕动加快,出现绿色大便,且量少,这种情况只要增加奶量,让宝宝吃饱就可以了。

有些宝宝大便中会有奶瓣,这又是什么原因呢? 这是因为宝宝的胃肠功能发育尚未完善,当妈妈摄入过多的脂肪或奶粉冲泡过浓时,宝宝就没有能力完全吸收其中的营养物质,消化不了的营养物质就会形成奶瓣排出体外,等宝宝长大点自然会消失。其实只要宝宝的身高体重都达标,精神状态好,就无需"大补",反之则会增加宝宝消化道的负担。

需要引起重视的是蛋花汤样大便。如果宝宝先吐后泻,蛋花汤样大便,伴酸臭味,大多是病毒性肠炎,好发于秋冬季,最易并发脱水和电解质紊乱。轻中度脱水患儿可给予口服补液盐,此剂由世界卫生组织推荐,含氯化钾、氯化钠、小苏打和葡萄糖,适用于任何病因的腹泻。如果腹泻程度加重,应立即带宝宝到医院就诊,必要时需静脉补液处理。

(上海市浦东新区三林社区卫生服务中心　王　慧)

上海市浦东新区三林社区卫生服务中心是"上海市示范社区卫生服务中心""上海市全科医师培训社区基地""上海市住院医师规范化培训社区教学基地"。在全科医生家庭责任制、医联体建设、公共卫生均等化服务、信息化建设方面颇有成效。

9. 宝宝辅食如何加

随着宝宝月龄的增加,在4～6个月时,妈妈的乳汁和配方奶粉已经不能满足宝宝快速生长发育的需求,就应该适时添加辅食了。

(1) 数量由少到多。每次给宝宝添加新的辅食时,必须从少量喂起,1天只能喂1次,消化良好再逐渐增加。如添加蛋黄时,先从1/4个加起,持续3～5天消化良好后加到1/3,再持续3～5天加到1/2、3/4,最后可吃整个蛋黄。

(2) 品种从一种到多种。按照宝宝的营养需求和消化能力逐渐增加辅食种类,开始只能添加一种与宝宝月龄相符的辅食,1周后消化良好,再添加另一种。如出现腹泻、大便中有较多黏液的情况,要立即暂停添加该种辅食,等宝宝恢复正常时,可以再重新少量添加。如添加米糊时,不能同时添加菜泥,要等宝宝适应米糊后再添加菜泥,再之后适应了米糊菜泥,再添加蛋黄。

(3) 浓度由稀到稠。添加辅食的初期给宝宝一些容易消化的、水分较多的流质、汤类,然后从半流质慢慢过渡到泥糊状食物,然后添加半固体食物,最后是柔软的固体食物。例如:液体(米汤、果汁)→泥糊(菜泥、鱼泥)→固体(软饭、烂面条)。

(4) 形态由细到粗。添加固体食物时,可先将食物捣烂做成稀泥状;等宝宝长大一些,习惯了一些,就可以把食物做成碎末或小块状的。如:肉泥→肉糜→肉末→肉丁。

试着变换辅食的搭配,选择喜欢与不喜欢的辅食混在一起,这样更容易让宝宝接受,另外选择一套图案可爱、颜色鲜艳的儿童餐具可增加宝宝的进食兴趣。

除此以外好的进餐习惯的形成更重要,不要让孩子养成被追着喂的不良习惯,与大人一起进餐会增加宝宝进餐的积极性。重视宝宝的独立性,他若想自己吃饭就给他学习的机会,满足孩子的欲望,让他觉得吃饭是一件有成就感的事情。

(上海市浦东新区大团社区卫生服务中心　蔡利强)

儿|童|期|

10. "二类疫苗"打还是不打

疫苗本质上来说就是经过处理的致病细菌或者病毒,这些细菌或病毒通过科学手段使它们没有了致病性,然后再注入人体内,模仿一次无害的感染过程,让免疫系统产生抗体从而来避免这种疾病的再次发生。每个孩子一出生,便可以从医院获得《预防接种证》,这是宝宝预防接种的凭证,孩子应根据各年龄段要求,只要按照正常免疫程序、按时接种合乎规定的疫苗,对宝宝来说是利大于弊的。

我国的疫苗接种程序里面,把疫苗分为了两类。一类疫苗就是国家免费提供且必须要接种的疫苗,包括乙肝疫苗、卡介苗、脊灰减毒活疫苗、百白破联合疫苗、麻风疫苗,麻腮风联合疫苗、甲肝疫苗、流脑疫苗、乙脑疫苗等。二类疫苗是自费且自愿受种的其他疫苗,如水痘疫苗、流感疫苗、b型流感嗜血杆菌结合疫苗、肺炎球菌疫苗、轮状病毒疫苗等。

于是常有家长会问:二类疫苗是不是就不重要呢? 到底要不要给孩子打呢? 其实一、二类疫苗的划分只是国家在费用上、管理上有所区别,但是在科学上是没有差别的,更加不是代表二类疫苗就不重要。二类疫苗是一类疫苗的有效补充,随着国家经济实力的提高,也会有越来越多的二类疫苗变为一类疫苗。从科学的角度来说,接种每一种疫苗可以让宝宝获得更广泛的保护。所以,对于宝宝疾病预防来说,一类疫苗是必须接种的,在家里的经济条件允许的情况下,二类疫苗也应尽可能带宝宝去接种。

(上海市长宁区虹桥街道社区卫生服务中心 赵晓华)

11. 儿童有哪些心理健康问题

0~6岁的儿童,家长往往最关心的是孩子的身体健康,很容易忽视孩子心理行为的健康与发展。

在儿童生长发育过程中最常出现5大类心理行为问题: 生物功能行为问题(表现为遗尿、多梦、夜惊等);运动行为问题(表现为吸吮手指、咬指甲、儿童擦腿综合征等）；社会行为问题（表现为说谎、攻击等）；性格行为问题（过分敏感、过分依赖、交往不良等）；语言问题（表现为口吃、语言发育迟缓等）。

产生心理行为问题可能与社会经济状况、父母养育方式、社会背景等很多因素有关，如社会竞争日趋激烈，父母教育过于严苛，家庭成员关系紧张、电子产品的普及，使得孩子得不到足够的关爱，接触不到有效社交。

当发现孩子有心理行为问题该如何处理？

（1）正确对待和及时发现心理行为问题。父母通过讲座、电教等方式学习正常儿童认知和心理发育，生活中能初步识别心理行为的偏离。一旦发现问题要正确对待，注重原因寻找。

（2）为孩子创造良好的家庭环境。"爸爸妈妈相亲相爱"是最佳的家庭环境和最好的教育方式。夫妻相敬如宾，才能正确树立孩子的人生观、价值观、爱情观。

（3）"三步法"纠正儿童心理行为问题。纠正需要循序渐进：第一步，让孩子充分明白出现的心理行为问题是"不对的"，需要改正；第二步，家长态度明确，对不良行为坚决说"不"；第三步，心理行为纠正良好，家长适当"夸赞"，并持续关注。

适时接受有专业资质的心理咨询和心理治疗。儿童心理行为问题不及时矫治，常常会妨碍儿童身心发展。通过家庭矫正，长期无法纠正，问题严重者，必须及早接受心理咨询指导。

（上海市浦东新区大团社区卫生服务中心　蔡利强）

12. 手足口病是啥病

孩子发烧了、孩子说嘴痛、孩子最近口水流得多、孩子手上有一粒皮疹、幼儿园晨检老师说孩子口腔里有红点等情况，很多家长都会担心自己的孩子得了手足口病。当医生诊断为手足口病时，部分家长就惊恐，担心会不会很严重。总而言之，一听"手足口病"，家长普遍比较焦虑。

手足口病是由肠道病毒引起的传染病，经口传播，各年龄组均可感染发病，人群集中在6岁以下。幼儿园是孩子集聚地，小朋友摸了被病毒污染的各种玩具，或者带有病毒的孩子没有做好预防隔离措施，就可能感染上病毒。

每年手足口病从5月份开始出现，常常整个夏天都有发病，其他季节也偶有发生。患儿口腔里面常突然出现好多疱疹，手、足和臀部也可能出现红色小疹子，可有或无发热。如果孩子出现持续高热不退、精神差、呕吐、肢体抖动、呼吸及心率增快、出冷汗、手足凉、指(趾)发绀时,常提示为重症手足口病,可能危及生命。

手足口病重在预防。家长需注意孩子的个人卫生,饭前便后、外出后勤洗手;少带孩子去人群密集的场所,尤其儿童乐园里一些手脚并用的攀爬运动场所;夏天游泳要选择正规游泳馆;孩子用品注意清洁和曝晒;幼儿园加强晨检,玩具和餐具毛巾注意消毒处理;做好患儿的隔离,严密观察同班级是否出现聚集发病。

面对手足口病,家长不必过于焦虑,预后一般良好,一周左右可痊愈。病程中需注意观察孩子的体温及精神状况,防止重症病例的发生。

(上海市浦东新区潍坊社区卫生服务中心 李 欣)

—— 专家简介 ——
李 欣

李欣,上海市浦东新区潍坊社区卫生服务中心全科副主任医生,在社区从事全科工作11年,儿科专长,擅长儿童生长发育中的儿童保健、疾病预防和治疗。

13. 儿童髋关节发育不良要紧吗

生活实例

文文19个月了,走路时像个鸭子一摇一摆;小宝三岁了,走路老是要摔跤;宝宝三个月去医院体检,儿保医生检查时发现宝宝双下肢不等长,双侧臀纹不对称。

也许您会说:小孩子学走路不都是摇摇摆摆的吗?小孩子跌个跤不是常事儿吗?屁股还有对称不对称吗?可别小看这些问题,它们往往提示孩子存在髋关节发育不良。

发育性髋关节发育不良包括髋关节脱位、半脱位和髋臼发育不良,是儿童骨科最常见的髋关节疾病,我国发病率在1‰~4‰,女孩的发病率是男孩的6倍左右。

多种因素可导致儿童髋关节发育不良,常见的包括家族遗传史、胎位不正、羊水少、肌性斜颈、第一胎或多胎、蜡烛包等等。

家长们如果发现宝宝存在以下情况需提高警惕:宝宝双侧臀纹、大腿纹不对称,或皮纹深浅不一,或下肢不等长;宝宝不愿意做要把两腿分开才能做的事;给宝宝换尿布时,听到关节有弹响声;宝宝走路时,老是一只脚叠在另一只脚上;宝宝走路时,一摇一摆像只鸭子。此时,一定要带宝宝到医院去进一步检查髋关节。

因髋关节发育不良宝宝不痛不痒,常被家长忽视。然而此病越早治疗效果越好。因为1岁内宝宝髋关节发育最快,及早矫治,大部分宝宝可以完全正常发育,如果在1岁内发现先天性髋关节发育问题,通过手法复位后支架固定等较简单的方法就可治疗好,而如果走路后才发现会难治疗一些,可能需要通过手术,石膏固定等方法才能治疗,非但治疗周期长,患儿痛苦也大,效果也不一定理想。如不及时治疗或处理不当,长大后可造成患侧髋部和腰部疼痛、跛行,影响劳动及体形。

所以家长朋友们一定要重视孩子的体检,发现可疑症状要听从医生建议进一步检查髋关节,以免耽误治疗造成终身遗憾。

(上海市普陀区长风街道长风社区卫生服务中心　郭　静)

—— 单位简介 ——

上海市普陀区长风街道长风社区卫生服务中心是全国示范社区卫生服务中心、复旦大学上海医学院长风全科培训与实践基地、上海健康医学院护理实践基地、上海市住院医师规范化培训社区教学基地。在"学院-医院-社区携手提升全科医生能力"方面有新的探索。

14. 大宝小宝,切莫因"小"失"大"

二胎时代来临,传统的"4+2+1"家庭结构被打破,受影响最大无疑是大宝。眼见父母对自己全身心的关注和爱随着二宝的诞生被分走一半甚至更多,大宝第一感觉就是自己"失宠"了,认为自己不再是父母唯一的爱,因而很可能会出现不同程度的烦躁、焦虑甚或易怒的情绪。随着两宝的长大,手足间必然会有比较和竞争,父母的天平也多会往更小的二宝身上倾斜。此时大宝可能会在生活中表现出与平时截然不同的行为,有时特别叛逆偏执、故意做错事,有时又乖得可怕,令父母困惑不解:"大宝到底怎么啦?"其实这都是大宝为了引起父母的注意力而故意所为。那么作为父母应如何去应对大宝的情绪变化,解决大宝小小的心理问题呢?

　　首先,在二宝降临之前,父母要花些心思帮助大宝做好迎接新生命的准备,利用一些描述手足之情、同伴之爱的绘本,让大宝期待弟弟妹妹的到来。其次,当二宝降临后,在关爱二宝健康成长的同时,切莫忽视大宝的情绪波动,用更多的陪伴加固他们的安全感。当大宝出现焦躁甚至排斥情绪时,表明大宝还不能完全接受或适应,应引导并给大宝足够的时间去适应。第三,父母切勿随意比较两宝,更不能当面指责和训斥,要给予每个孩子百分百的爱。当大宝和二宝发生争执时,一定要保持中立,就事论事,摒弃二宝一哭就是大宝"错"的判断。最后,父母还应该尊重孩子的物权意识,不能强迫孩子把他的东西分享出去,甚至指责孩子的自私。

　　二宝的出生会占用父母大量的时间和精力,常常无暇顾及大宝,让大宝参与照顾二宝会是一个很好的方法,既能同时给予两宝更多的陪伴,又能增加两宝的亲密度。爱不会因为一个新生命的来到而减少,孩子就是孩子,有时他们需要的可能仅仅是父母一个充满爱意的眼神和一个温暖的拥抱。

(上海市徐汇区枫林街道社区卫生服务中心　程莉莉)

15. 孩子得了哮喘,家长该怎么做

生活实例

　　春暖花开之际,许多人计划着踏青郊游、享受大好春光。但公司白领小王却感到非常烦恼,原来 5 岁的儿子被诊断为哮喘合并过敏性鼻炎。他迫切想知道哮喘到底是怎样的一种疾病,家长应该注意什么呢?

　　第一,正确认识。家长需具有理性心态,避免侥幸心理,不偏信"别人"所说的"儿童哮喘会随着年龄增长而不治自愈"的观点。哮喘是一种慢性呼吸道疾病,目前被认为尚无办法根治,但是经过正规的治疗预防及管理,哮喘病情可以得到很好的控制,孩子仍可健康成长。

　　第二,坚持长期规范化治疗。有些家长误认为哮喘患儿偶尔有咳嗽和气喘,

不算严重,不需要用药很长时间,而且用药后没有症状,就表示哮喘治好,可以停药。慢性气道炎症是哮喘的本质,控制症状、减少急性发作是哮喘治疗的根本。家里应备有足够的哮喘药物,切记孩子及陪同家属随身携带快速缓解哮喘药物;平时还要跟医生积极联系,定期随访;与学校老师也要沟通,让老师了解患儿的情况。

第三,有效避免诱发因素。哮喘的急性发作直接关系患儿的生存预后,减少发作是降低哮喘就诊、改善预后的重要保障。减少急性发作关键在于避免感冒,在季节交替、气温骤变时做到及时增减衣物,避免感冒着凉。同时治疗过敏性鼻炎、湿疹等合并症,必要时通过脱敏治疗改善过敏体质。避免接触油漆、杀虫剂等刺激性化学物质、不摆设毛绒玩具,不喂养猫、狗等宠物。患儿在家时不打扫卫生。被服宜选用全棉制品,并定期曝晒、清洗。对可能引起患儿哮喘发作的一切因素,都应遵照"避、忌、替、移"的四字方针予以清除。

(上海长海医院　张景熙、韩一平)

—— 专家简介 ——

张景熙

张景熙,博士、上海长海医院呼吸与危重症医学科副主任医师、副教授。英国南安普顿大学访问学者。上海市医学会呼吸病学分会COPD(慢阻肺)学组成员,上海市"优秀中青年呼吸医师"。擅长慢性气道疾病诊治。

青|少|年|期|

16. 学龄期儿童有哪些健康问题

家里的小儿郎上学了,龋齿、近视和肥胖等,健康问题也随之而来。

首先,最常见的便是肥胖问题。儿童肥胖越来越受到社会的关注,导致儿童肥胖的主要因素是不健康的饮食和行为习惯。肥胖儿童多喜好甜食、零食、西式快餐、含糖饮料并且常睡前进食,看电视时间长,缺少运动。因此需要避免过度饮食。多吃蔬菜和水果,摒弃油炸及淀粉类食物和饮料。同时增加体力锻炼和户外活动。饮食控制与体育锻炼应齐头并进,循序渐进。游泳、跳绳、踢毽子、爬楼梯等都是比较适合孩子的运动。

其次,该年龄段的小朋友口腔卫生问题也非常突出。年龄在7~8岁的小朋友正是从乳牙到恒牙的换牙年龄,如果小朋友不爱刷牙,爱吃甜食,食物容易残留,牙齿常常发生龋坏,此时最重要的是监督孩子刷牙。在换牙期,孩子习惯用舌头去舔松动的牙齿,这是一种不良习惯,会影响恒牙的正常萌出及导致牙齿排列不整齐,家长应及时予以纠正。对于牙齿矫正的建议,12岁左右矫正牙齿为最佳。但有一些牙颌畸形如"地包天"、咬唇等需在3~5岁进行治疗;有些牙颌畸形应该在恒牙已经开始萌出的时候,8~10岁时治疗为宜。碰到乳牙"将落不落",家长应尽快带孩子去医院拔除,以利于恒牙萌出。

此外,视力问题也是家长需要密切关注的。增加户外运动、正确做好眼保健操可有效预防近视,正确的按摩方法可以帮助儿童眼部和大脑的供氧和供血,还能缓解疲劳,提高大脑的记忆能力。也要尽量少使用电子产品,因为有极大的辐射。同时,定期性的视力检查很必要。当孩子的视力低于5.0的时候要及时地采取措施,真性近视的孩子要及时佩戴眼镜,预防弱视、斜视的发生。

(上海市嘉定区嘉定镇街道社区卫生服务中心 汤 伟)

—— 专家简介 ——

汤 伟

汤伟,上海市嘉定区嘉定镇街道社区卫生服务中心中医全科副主任医师,中医科科长,长期从事中医全科工作,对常见病、多发病的中医诊治有丰富经验。

17. 叛逆的青春期，家长该如何是好

孩子是家庭的未来，承载着父母的希望，但青春叛逆期的孩子犹如脱缰之马，令父母束手无策。青春叛逆期是指 13～18 岁的孩子，由于青春期心理成长和生理成长与现实发生冲突，在人际交往中，为维护自尊表现出一系列违背他人（如父母）意愿的态度和言行。

研究发现，青春期叛逆期有以下四类叛逆行为：

（1）学业不适应行为。如学习注意力不集中，产生厌学、逃课等现象，它与孩子的智力无关。

（2）不良生活行为。为满足自己对精神文化的需求而到社会上寻求刺激和所谓的欢乐，如长期上网、赌博、喝酒等。

（3）非社会行为。指一些影响青少年身体健康发展与家庭和谐的行为，如离家出走、自杀等。

（4）反社会行为。如打架斗殴，威胁他人等非道德行为，给他人造成了直接的伤害。这类行为具有四个特点：盲目性、连续性、模仿性和逆反性。

当家长遇到青春叛逆期的孩子，可以从以下四点入手教育：

首先，学习与孩子沟通交流的技巧。正确认识学习青春叛逆期，沟通中做到尊重孩子、换位思考、忌谈成绩、允许犯错等，接受孩子的成长，和他们建立平等的朋友关系。

其次，避免打骂式和强压式的教育。这种教育只会引发孩子内心更大的叛逆，就像压弹簧一样，压得越紧，弹得越高。家长少说"你应该""你必须""你懂什么"等命令式口头禅。

第三，让孩子享受他们应有的权利。时间支配权：在完成功课后，允许孩子安排时间做自己感兴趣的事，如看小说、听音乐、做烘焙等。表决权：家中的一些大事，如旅游、买房之类的可以征求孩子的意见。隐私权：对于孩子日记中的小秘密，如喜欢的异性等，不必强迫其坦白，更不能偷窥他的隐私。

第四，适当寻求心理咨询指导。当觉得与孩子沟通困难，或者孩子有明显情绪异常，例如厌世等想法时，需要及时寻求专业心理疏导干预。

在互相尊重、共同成长、民主和谐的家庭氛围下，父母积极引导，必能陪伴孩子顺利度过青春叛逆期。

（上海市浦东新区大团社区卫生服务中心　薛展英）

18. 孩子早恋了，家长怎么办

一般 10 岁过后，男孩女孩们就开始进入青春期。在此阶段，孩子们身体内的激素开始促成第二性征的发育，而随着身体内激素分泌的增多，少男少女们心里的小宇宙也开始逐步爆发，开始更多关注异性的需求，"早恋"也由此应运而生。"早恋"既是少男少女们青春期性生理和性心理发育的自然本能作用，也是青少年独立意识形成的作用结果。

对待"早恋"，各国家长的态度大不相同。法国的家长认为不能不管，也不能乱管；英国的家长则不严格禁止"早恋"；日本的家长对"早恋"持赞美态度；而没有"早恋"的美国高中生被认为"没能耐"。受传统文化的影响，国内家长对"早恋"反对者远较赞同者为多。其实，青少年时期处于进入成人社会的过渡期，也是情感丰富、遍地开花的敏感期，在青春期阶段对异性产生爱慕感甚至好感都是自然而又美丽的事，关键是引导孩子们如何妥善处理。那么家长们该怎样看待和处理孩子们的"早恋"呢？

权威型的父母会与孩子积极沟通，教会孩子用积极正确的方式对待"早恋"；智慧型的父母会成为孩子的朋友，听孩子倾诉，用旁人的故事启发孩子对情感的处理；纵容型的父母也许会和孩子分享自己的恋爱经验，指导他如何交往；而专制型的父母往往会粗暴地扼杀孩子处于懵懂期的一段感情，不能容忍孩子表达不同的意见，却也可能越扼杀越厉害，甚或有可能出现意外的结局……

总体来说，对处于"早恋"阶段的孩子，家长们宜疏不宜堵，不能如临大敌般地禁止和防备。简单、粗暴地干涉和指责会给孩子幼小的心灵留下阴影，甚至导致过激行为，给家庭带来无法挽回的悔恨。家长们要鼓励孩子勇敢地去面对现实，客观正确处理好自己与异性同学间的好感，让他们心中微微泛起的涟漪在时间的推移中逐渐复归平静，在他们最美的花季印刻下青涩、酸甜的美好回忆。

（上海市徐汇区枫林街道社区卫生服务中心　程莉莉）

19. 我家有女初长成

父母是孩子的第一任老师，和孩子从小生活在一起，在性教育方面更具有血缘优势、早期教育优势和个别辅导优势。正是在家庭中，儿童最初形成了对身体部位、性别和性别角色的认识。性教育缺失引发的诸多问题要求父母一定要转变观念，充分认识青春期性教育的重要性，防患于未然。

作为女孩的家长,应该对孩子起到第一时间的教育。首先,应当了解青春期女孩的身体生长发育的特点。女孩进入青春期,全身成长迅速,生殖器出现明显的变化,逐步向成熟过渡。此时女孩的音调变高,乳房丰满而隆起,出现腋毛及阴毛,骨盆横径的发育大于前后径的发育,胸、肩部的皮下脂肪更多,显现了女性特有的体态。青春期开始的一个重要标志是月经初潮,初潮后月经周期可能无一定规律,需逐步调整才接近正常。

在充分了解身体生长发育特点的同时,孩子的心理教育同样也是不容忽视,青春期的女孩情绪波动大,且容易出现两个极端。她们渐渐地从家庭中游离,想脱离父母的束缚,更多地与同伴一起交流、活动。同时,青春期是性心理萌芽期,表现为开始比较注意自己形象,特别是异性同学对自己的评价,也尝试与异性交往。

少女的情感由原来对亲人的挚爱之情,拓展到对同学、老师、明星等的崇敬和追随,情感充分地体现了社会性。她们通常好辩论,喜欢钻牛角尖,打破砂锅问到底,敢于挑战老师和家长,呈现出初生牛犊不怕虎的闯劲;但是,有时由于缺乏交流技巧,容易遭遇挫折。

家庭教育对于青春期孩子的影响颇大。父母的家庭教育方式分为权威的、专制的、不负责任的三种类型。教育方式影响着孩子的性格及成长。父母的夸奖、鼓励、信任、支持,会让孩子比较自信;父母的训斥、挖苦、打击、冷漠,会让孩子容易自卑;我们父母要掌握青春期心理和教育方面的知识,让孩子健康愉快地度过青春期。

(上海市嘉定区嘉定镇街道社区卫生服务中心　陶琼英)

— 专家简介 —

陶琼英

陶琼英,副主任护师,现任上海市嘉定区嘉定镇街道社区卫生服务中心主任、书记、嘉定区社区卫生协会常务副会长、海峡两岸医药卫生交流协会全科医学专业委员会委员;从事基层卫生管理工作10多年。

孕|产|期|

20. 要不要做婚前检查

结婚前,很多年轻情侣都会犹豫,究竟要不要婚检? 婚检结果双方都健康自然皆大欢喜,如果万一有所异常,是否会影响自己的家庭幸福和双方感情呢? 接下来,让我们一同认识一下婚检。

婚前医学检查简称"婚检",其不同于普通的健康体检,是指在结婚前对男女双方不仅进行常规的身体检查还包括生殖器的检查,以便发现疾病,保证婚后的婚姻幸福。婚检的内容包括:婚前医学检查、婚前卫生指导、婚前卫生咨询。

婚检无论对于今后的妈妈或者宝宝来说,都是非常有利的,可以保障女性同胞的生殖健康,也能减少缺陷新生儿的出生。通过婚检,能够做到:

(1) 发现遗传缺陷方面的问题,及时阻断遗传病的延续,避免近亲结婚。

(2) 发现男女双方不适宜结婚或不适宜生育的疾病或身体状况。

(3) 得到科学的性教育和生理知识,帮助提高婚姻生活质量。

(4) 得到实用的避孕知识,避免不必要的人工流产。

(5) 得到孕前优生专业指导,提高出生人口素质。

婚检主要针对的是某些遗传病、指定传染病、有关精神病和其他影响结婚生育的相关疾病。对于检出不宜婚育的情况,会给予一定的建议,从而防止传染病和遗传性疾病的蔓延,保障婚姻的幸福美满,提高国民素质。

所以,面对婚检,不要抱着复杂而矛盾的心理。婚检不是破坏双方感情的导火索,而是为幸福保驾的护航舰。

(上海市嘉定区嘉定镇街道社区卫生服务中心　盛　飞)

— 单位简介 —

上海市嘉定区嘉定镇街道社区卫生服务中心,是全国爱心护理工程建设基地、上海市文明单位、上海市住院医师规范化培训社区教学基地。中心承担辖区内居民的基本医疗和公共卫生、老年照护及临终关怀服务。

21. 宝宝迟迟不肯"来",夫妻双双要检查吗

受精是一个充满竞争的奇幻过程,男女性爱活动之后,进入女性阴道的上亿个精子开始赛跑,只有那些强健的精子才能穿过宫颈管进入输卵管。此时恰好有一颗健康的卵子在输卵管里等候,最后胜出的那个精子与卵子融合,才能成为受精卵,继而孕育成一个新的生命。对于大多数身体健康的夫妻而言,生儿育女繁衍后代是个水到渠成的事,甚至常常为屡屡"中标"而烦恼。与此相反,受精过程中任何一个环节出错,都有可能导致不孕。无法通过最自然的方式受孕,让那些苦苦渴望宝宝的夫妻备受困扰。

如若一对夫妇有正常的性生活、未避孕、同居 1 年以上而未自然受孕,那么夫妇双方就有必要去医院做个全面检查,查找病因,并决定是否能由生殖辅助技术来圆为人父母的梦。值得注意的是,进行不孕不育检查一定要夫妻双双齐上阵,进行正确完整的病史采集及实验室检查。

男性必需的检查项目是精液检查,其余根据具体情况选择,包括:全身体格检查及生殖器官检查;精液常规分析;输精管和附睾造影、输精管和精囊造影或尿道造影等以确定输精管道梗阻部位;必要时还需检查睾丸曲细精管生精功能及间质细胞发育情况,通过精子凝集试验或制动试验检测出血清或精浆中精子凝集抗体或制动抗体。

女性主要检查项目则包括:超声子宫附件检查;在月经周期第 2～4 天内做性激素六项检查;排卵期(经期之日起第十天开始隔日一做,做到经期的二十天即可)B超监测卵泡生成及卵泡发育情况;抗体检查;选择性的输卵管碘油造影检查;免疫学检查了解有无抗精子抗体、抗子宫内膜抗体等存在。

拥有一个宝宝是许多夫妻的梦想,不管夫妻哪一方有生育障碍,通过现代医学技术全面系统的检查和生殖辅助技术的帮助,绝大多数夫妻还是可以梦想成真的。即便通过努力,一时还没有成功,也要调整心态,活在当下,享受快乐的二人世界。

(上海市徐汇区枫林街道社区卫生服务中心　程莉莉)

22. 如何积极备孕迎接"二宝"

独生子女时代,很多家庭都会出现小夫妻和 4 位老人围绕 1 个第三代过度呵护的情况,每当孩子娇气任性、自私冷漠、形只影单的时候,您和爱人是否都希

望能给宝宝再添一个弟弟妹妹呢? 2016 年 1 月 1 日起修改后的《中华人民共和国人口与计划生育法》正式实施,明确提出一对夫妻可以生育两个子女,也就是说生二胎不再受到计划生育政策的限制而成为了夫妻双方的自主选择。

但是有些夫妻长期采取各种避孕措施,有的年龄已超过 35 岁,有的迫切希望早点孕育二胎而产生心理焦虑和压力,这些都会导致二胎受孕的概率减少,如何能够早日孕育一个健康的"二宝"呢? 建议从以下几个方面去做好相应的准备工作:

做好孕前保健,由专业医生评估夫妻双方的身体健康状况,结合既往的慢性病史,家族和遗传病史,积极治疗对受孕有影响的疾病,如高血压、心脏病、盆腔炎等。在医生的指导下停用或避免服用一些对受孕和胎儿发育有影响的药物。

有计划地受孕,选择最佳的怀孕时机,例如使用长效避孕药物避孕者需停药并改为工具避孕半年后再选择受孕。取出宫内节育器后,应让子宫得到充分的恢复再受孕,一般 3 次以上的正常月经后即可。

夫妻双方对怀孕的计划应充分交流意见,保持尊重和理解,做到心情放松愉快,饮食营养充足,戒烟戒酒。

每周性交 3 次,次数太少会失去受孕机会,次数太多会减少精子的数量。尽可能地在最佳受孕日期性交,也就是女性的排卵日,月经周期规律的女性,多发生在下次月经来潮前的 14 天;也可以通过观察阴道分泌的黏液来发现排卵,排卵期黏液分泌量增加,黏液稀薄、透明,呈拉丝状,量多,感觉非常润滑。性交后保持卧位 10～15 分钟,允许最大量的精子能够进入子宫。

丈夫避免穿过于紧身的内裤,内裤过紧或排汗不畅可增加阴囊温度从而损害精子。

(上海市浦东新区大团社区卫生服务中心　侯　进)

--- 专家简介 ---

侯 进

侯进,全科副主任医师,上海市医学会全科医学分会委员,浦东新区医学会全科专委会副主任委员,从事全科医教研工作近 20 年,擅长家庭/全科医学、女性保健、健康评价和管理。

23. 孕期如何调配膳食

　　孕期的膳食及营养,不仅跟孕妇本身的身体健康息息相关,更是影响到胎儿的正常发育以及婴儿出生后的体质和智力。科学地调配孕期膳食及营养,对优孕、优生有着十分重要的意义。

　　孕妇为适应妊娠期增大的子宫、乳房和胎盘,胎儿的生长发育需要,都使妊娠期所需的营养必须高于非妊娠期。在妊娠期增加营养,关键在于所进食物应保持高热量,含有丰富蛋白质、脂肪、糖类、微量元素和维生素,但要注意避免营养过剩。

　　孕早期:胎儿生长较慢,每天约增加1克,孕妇的进食量与怀孕前可基本相同,因常有恶心、呕吐、胃酸多等现象,应注意吃易消化、少油腻、富有营养的食物。建议少食多餐,少食辛辣刺激性的食物,不饮浓茶、咖啡,忌酒、戒烟。妊娠前3个月,最好每天口服叶酸5毫克。适当地补充奶类、蛋类、豆类以及坚果类食物。

　　孕中期:胎儿的生长速度逐渐加快,体重每天约增加10克,胎儿的骨骼开始钙化,脑发育也处于高峰期,胎儿需要的各种营养素也逐渐增加。在主食方面,孕妇应以米面和杂粮搭配食用。副食要做到全面多样,荤素搭配,要多吃些含优质蛋白质、铁、钙及不饱和脂肪酸的食物,如猪肝、瘦肉、蛋类、海产品、鱼虾、乳制品、豆制品等,并且要多吃些新鲜黄绿色叶类菜和水果,以保证胎儿的正常生长发育。

　　孕晚期:孕晚期是胎儿大脑细胞增殖的高峰,供给充足的必需脂肪酸是满足大脑发育的必要条件。鱼肉中含有丰富的DHA(二十二碳六烯酸)和脂肪酸,推荐多食用。要多吃含矿物质丰富的食物,特别是含铁和钙丰富的食物,如动物内脏、菠菜、蛋黄等。要增加蛋白质的摄入,以防止产后出血,增加泌乳量。少食多餐的原则就变得更加重要,孕妇需要适当控制能量高的食物,特别是高脂肪食物,如果此时不加限制,过多地吃这类食品,会使胎儿生长过大,给分娩带来一定困难。

　　希望每位准妈妈能合理调整膳食均衡营养,迎接自己健康可爱的宝宝。

(上海市普陀区长风街道长风社区卫生服务中心　甘燕芬)

24. 剖宫产后，二胎妈妈要注意些什么

剖宫产后，产妇的肚子上或深或浅都会留下一道瘢痕，同样，她们的子宫下段也会留下一道瘢痕，医生们称之为瘢痕子宫。受精卵在子宫中着床的位置就是日后胎盘所在的位置，胎儿在子宫中发育，依靠胎盘从母体取得营养。如果胚胎着床在上次剖宫产切口瘢痕的位置上，就是我们常说的子宫瘢痕处妊娠，近年来由于国内剖宫产居高不下，此病的发生率上升明显。而子宫瘢痕处妊娠有哪些危害？又需要怎样来进行预防呢？

（1）胎盘植入：如果胎盘扎根在瘢痕上，由于瘢痕处血供不足，胚胎为获得足够的营养，就会向更深的地方扎根进去，胎盘进入子宫的肌肉层，就发生了胎盘植入。在娩出胎盘时，胎盘的植入部分不能自行剥离，而人工剥离时又会损伤子宫肌层。所以胎盘植入为产科少见而危重的一种并发症，可导致病人大出血、休克、子宫穿孔，甚至死亡。

（2）大出血：在剖宫产时，为了减少对子宫本身的伤害，切口一般都选择在子宫峡部。当发生瘢痕部位妊娠时，由于子宫峡部的肌层比较薄弱，加上切口瘢痕的收缩能力差，瘢痕部位妊娠无论在流产还是生产时，断裂的血管不能像正常子宫那样自然关闭，可发生致命的大出血。

（3）子宫破裂：如果瘢痕部位妊娠在孕早期没有发现或者干预，随着胎儿的长大，胎盘深深植入子宫内，甚至穿透整个子宫导致子宫自发破裂。子宫破裂是严重的产科并发症，威胁母亲和孩子的生命。

子宫瘢痕处妊娠的患者，有37％的人开始没有任何症状，普通的体检也不会有什么阳性指标发现。那么，我们该怎样做，才能提高孕育二胎的安全性呢？

首先，有过剖宫产史的女性，一般建议1～2年后再怀孕，同时在准备怀孕前都需要认真地做一下孕前检查，特别是瘢痕部位检查。

其次，对于瘢痕子宫再次妊娠的女性，在早孕期最好进行一次B超检查，以排除瘢痕处妊娠的情况。尽可能地早期发现、及时治疗是关键。如果一旦发现，最好立刻住院治疗，给予个体化治疗。

（上海市杨浦区五角场镇社区卫生服务中心　范擎松）

— 单位简介 —

上海市杨浦区五角场镇社区卫生服务中心，为全国示范社区卫生服务中心，上海长海医院社区教学基地。连续多年被评为上海卫生系统文明单位。

25. 坐月子期间可以洗头、洗澡吗

从胎盘娩出,至产妇身体、生殖器官和心理方面调适复原所需的一段时间,通常为 6～8 周,医学上称为产褥期,民间俗称"月子"。产褥期,产妇身体各个系统变化都很大,虽然是属于正常生理变化,但处理和保健不当,会给日后身体恢复带来不利。

民间有产妇坐月子不洗头、不洗澡的做法,从医学角度来讲是很不科学的。因为产妇分娩过程中会大量出汗,且产后汗液更会增多,特别是产后 1 周内皮肤排泄功能旺盛,排出大量汗液(以夜间睡眠和初醒时更明显,不属病态)。如果产后一个月不洗头、不洗澡,汗液在皮肤停留,会堵塞毛孔,不但不卫生,还可能造成皮肤发炎、伤口感染。只有及时洗头、洗澡,才能促进全身血液循环,加速新陈代谢,保持汗腺孔的通畅,有利于体内代谢产物经汗液排出。

坐月子期间产妇应居住在空气新鲜、温暖舒适的卧室,不要正对风口,以免感冒。一般来说,月子里只要身体健康情况允许,产妇自然分娩后 2～5 天就可以洗头、洗澡,但洗澡时间不宜过长,每次 5～10 分钟即可,浴室温度以 26 ℃最为适宜,淋浴水温调至 37～40 ℃为宜,最好洗澡时有人陪同。如果是剖宫产的,只要伤口愈合,就可洗澡,洗澡时注意遮蔽伤口,宜淋浴不宜盆浴,注意避免受凉。

洗完头后及时用干毛巾把头发擦干,并用吹风机马上吹干。浴后要立即擦干身体,穿好衣服,注意保暖,小心受凉。

(上海市浦东新区大团卫生服务中心　杨明娟)

26. 哺乳期是"安全期"吗

哺乳期是指生完孩子后产妇用自己的母乳喂养婴儿的时期,约 10 个月至 1 年。长期以来,"哺乳期不会怀孕"的说法在民间盛行。那么,哺乳期到底是不是"安全期"? 随着医学的发展,"哺乳期不会怀孕"的传统观念已被科学结论否定。科学研究得出的结论表明:50%以上的妇女在孩子出生后 60 天内已恢复排卵,实际生活中,也出现越来越多哺乳期怀孕的例子。

一般而言,怀孕后停止排卵、发生停经。哺乳期间,月经周期一时尚未建立,产后哺乳 8 周内是不容易怀孕的。但这段所谓的"安全期"也只是相对的,并不存在绝对"安全"。

和产妇哺乳密切相关的一个器官是脑垂体。哺乳期间,产妇的脑垂体会分泌大量的催乳素用以促使乳腺分泌乳汁,同时婴儿吸吮乳头也会反射性地引起催乳素的大量分泌。婴儿的不断吸吮,刺激垂体前叶分泌催乳素,从而使泌乳可维持数月至数年。换句话说,月经复潮及排卵时间受哺乳影响,宝宝吃奶越频繁,产妇月经复潮的时间可能会越迟,在此期间发生怀孕的可能性相对较小。

母乳喂养在一定程度上可以推迟排卵,但这种推迟十分有限,产妇排卵时间的恢复还受初潮年龄、营养状况、年龄、职业、文化程度等的影响。不哺乳产妇通常在产后6~10周月经复潮,在产后10周恢复排卵。哺乳产妇的月经复潮延迟,平均在产后4~6个月恢复排卵。有的在哺乳期间月经一直不来潮,产后较晚月经复潮者,首次月经来潮前多有排卵,故哺乳产妇月经虽未复潮,却仍有受孕可能。

对于很多哺乳期的妈妈来说,如果把母乳喂养当做避孕手段,就需要十分谨慎了。应该考虑采用宫内节育器、男用避孕套等不影响乳汁质量的方法避孕。考虑到子宫恢复情况,一般顺产后3个月、剖宫产后6个月方能放置宫内节育器。为了妈妈的身体健康和更好地哺乳宝宝,每一个产妇都要保护好自己,千万不能"中奖"。

（上海市徐汇区枫林街道社区卫生服务中心　程莉莉）

27. 宫内节育器有哪几种

也许大家不熟悉"宫内节育器",但说到"上环"大家都听过吧,其实那个"环"的学名就是宫内节育器,它是一种放置在子宫腔内的避孕装置,由于初期使用的装置多是环状的,通常叫节育环。

宫内节育器是一种长效可逆的避孕方法,对全身干扰较少,仅仅作用于局部,取出后不影响生育,具有安全、有效、可逆、简便、经济等优点,是最常用的避孕节育方法之一。宫内节育器的种类很多,目前国内外使用的不下40种。主要分为两类:

(1) 惰性宫内节育器:是用不锈钢、塑料尼龙类和硅橡胶等制成的,本身不释放任何活性物质。避孕效果较差,国内已经不再生产。

(2) 活性宫内节育器:是指节育器上带有铜或锌等金属、孕激素、止血药物及磁性材料,能缓慢释放活性物质,从而增加避孕效果,降低不良反应的新一代的宫内节育器。

不同材料、不同类型和形状的节育器其使用期限与效果各不相同,下表中为常见的一些活性宫内节育器:

常见宫内节育器

类型	优点	缺点	放置年限
带铜 T 型节育器	不易脱落,放取较易,避孕有效率高	子宫出血发生率稍高,不适合对铜过敏者	6～10 年(TCu380A 型:6 年;TCu 普通型和 TCu 三球型:10 年)
吉妮环(含铜)	无支架,可弯曲,避孕效果好,出血及疼痛副反应较低,适合脱环者	放置技术要求高	10 年以上
爱母环(含铜)	脱落率低,带器妊娠率低,不带尾丝	不适合月经过多或不规则子宫出血;严重痛经;有铜过敏者	15 年
硅橡胶带铜 V 型节育器	放取较易,且铜丝均匀分布于子宫腔的着床区域,可增强避孕效果	点滴或不规则出血稍多,不适合对铜过敏、月经过多者	5 年以上
曼月乐(含孕激素)	减少月经量,治疗痛经和子宫内膜异位症,适合非器质性病变引起的月经过多者	可能导致闭经的发生或点滴状出血的可能性,价格较贵	5 年
药铜环 165(含吲哚美辛)	放取方便,效果好,出血少	无尾丝,脱落率高,放置时需扩宫	10 年以上
活性 γ 型节育器(含吲哚美辛)	出血副作用少,多数人不增加月经失血量	不适合对铜过敏者	8 年以上

节育器的种类繁多,妇女朋友们在"上环"前一定要咨询医生,结合实际情况选择一种适合自己的"环"。"上环"后也要根据不同节育器的使用期限,及时

更换,避免超期"服役"。

（上海市徐汇区枫林街道社区卫生服务中心　张佳丽）

28. 产后抑郁知多少

　　家中降临了下一代,本应该是全家人最高兴的事情,尤其是孩子的母亲。但是在产后 2 周内,大约有 30% 的新妈妈会产生悲伤、消极和淡漠的情绪,甚至对待婴儿的热情也有所下降,这时候家人和产妇就应该对产后抑郁有一些必要的认识了。

　　我们知道分娩的过程对妇女而言不仅是体力上的消耗,还伴随着体内激素水平的巨大变化。与此同时,初为人母要满足一个襁褓婴儿的需要也是非常有挑战的事情,随之而来的往往是从产后第一天的情绪高涨转为担心、焦虑、沮丧,有时还表现为伤心流泪等情绪改变;有些人会出现自我评价降低、自暴自弃、厌食、睡眠障碍、与家人或丈夫关系不协调;严重者还会有持续的绝望、反复出现死亡的想法等。

　　产后出现的情绪不稳定是很常见的,加强相关认知和对产妇的精神关怀是预防产后抑郁症的基础,同时还有一些具体的方法,如:产后 1 周尽可能保持环境安静和平稳,让产妇在身体和精神上得到充分的休养,尽可能限制探望者的数量,任何有关婴儿的问题可以请教家庭医生或儿童保健医生,无须过度担心和忧虑。保证充足的营养,保持身体清洁,产妇的居室应整洁通风,3 周内不要从事家务劳动。产后尽早适当活动,产后 2 天可在室内随意走动,逐步开始进行体操、散步等活动,运动可以起到放松、愉悦和促进身体复健的作用。丈夫应对产妇多加陪伴、关心和爱护,帮助妻子消除紧张和恐惧,丈夫可适时承担照顾和夜间喂养婴儿的事情。

　　产妇自身应进行自我调节,避免过度疲劳,通过向专业的医生护士咨询消除担心和疑虑,正确认识身体和情绪的变化,主动寻求社会和家庭的情感支持。

　　如果消极低落的情绪持续不能缓解或不断加重,应及时寻求专业医师的帮助,必要时在医师的指导下进行药物治疗。对于产后抑郁症不必过于恐惧或忽视,总体上预后良好,70% 患者于 1 年内可治愈,极少数患者持续 1 年以上。

（上海市浦东新区大团社区卫生服务中心　侯　进）

29. 无痛人流有"隐痛"

无痛人流因其具有创伤小、无痛苦、出血少等优点受到广大女性的青睐,成为女性朋友们解决意外怀孕的一种方法,也是现在人流手术中使用较多的一种方法。出于商业目的,无痛人流广告有意无意地夸大宣传,在对无痛人流的知晓率起到推波助澜作用的同时,也把无痛人流描述成了一件轻松不过甚至有点愉快的事。这使得选择无痛人流的年轻女性甚至女孩越来越多。她们认为:"一来不疼,二来对身体无伤害,况且自己年轻身体好,几次人流小意思。"更有甚者把人流手术当成避孕手段。这种一厢情愿,真可谓无知者无畏!

所谓无痛人流本质还是手术,只是在普通人流手术的基础上加上了麻醉,从而使患者在手术过程中感觉不到痛楚,但是手术对身体的伤害并不会因为痛感的消失而降低。事实上,每一次流产,不管无痛的还是有痛的,都有可能对身体造成潜在的伤害。尤其是短期内反复多次人流,更易造成宫腔感染、出血、输卵管阻塞、月经不调,继发性不孕、盆腔淤血综合征等一系列并发症。无痛人流只是女性避孕失败后一种万不得已的补救措施,决非首选,也不能替代常规避孕方法。

虽然技术手段的不断进步使得流产对女性的伤害不断地减少,但不论多么先进的"无痛""微创""可视"人流手术,哪怕只是药物流产,都会给女性的身体和心理带来或多或少的伤害。因此,女性特别是年轻女孩要知道保护自己。未婚女性应该树立科学的恋爱和性观念,千万别拿健康当儿戏。已婚妇女应在医生指导下采取适合自己的避孕方法。一旦意外怀孕需做无痛人流,也一定要到正规医疗机构确保安全。女性朋友千万不要图便宜或者听信天花乱坠的小广告而到无相关医疗资质的小诊所甚或"黑诊所",要知道一旦发生无法弥补的后果,"无痛人流"将给女性带来伴随一生的伤痛。

(上海市徐汇区枫林街道社区卫生服务中心　高翠兰)

中｜老｜年｜期｜

30. 什么是健康老人

现代社会已经进入老龄化时代，老年人的健康非常重要。作为一个健康的老人，没有身心疾病的牵绊，自己活得很舒畅，走得远、看得见、办得到，人生价值得到更大的体现；自己好，也能让周围的亲友生活得舒心；往大了讲，对社会也是一个很重要的和谐稳定元素。

什么是"健康老人"？大白话简而言之就是——日常生活，能够自理；大病没有，小病稳定；智力正常，自我满意；心态健康，感受快乐。

上面的大白话标准具体包括哪些方面？我们要努力做到哪些才能达到这些要求呢？要从以下五个方面着手：

躯体健康：就是我们平时说的一个人"身体怎么样"的内容，包括要形体健康（各项体格指数如身高、体重达标，没有躯干的畸形等）；要器官功能正常（体力可、眼耳利落、重要脏器没有什么大毛病）。老年人保持健康的生活方式、定期锻炼、体检，就能在这方面有很大的改善。

功能正常：指的是老人独立生活能力。包括日常自理能力，比如穿衣、进食、上厕所、洗澡及走路等基本功能。还有操作家务能力，比如购物、打电话、烹调、服药等。如果以上方面都能自己从容地完成，说明日常生活能力是很高的。老年人要在能力范围内尽量自己的事情自己做，功能是需要去维持的，不把年龄当作"懒散"的借口，就能成为一名真正健康独立的老年人。

没有大病：年纪大了，完全没有疾病是不可能的，只要做到"大病没有、小病稳定"，就是达标了。"大病没有"，老年人的重要脏器（如心、肺、脑、肾等）没有会影响基本生活功能的疾病。"小病稳定"，则是指常见的慢性病（如高血压、高血脂、高血糖等）通过药物控制在稳定的状态。老年人面对疾病不要慌张，要遵守医嘱、积极治疗、定期随访，让大病变小病。

心理健康：有很多的评估维度，基本包括一个是个人对自己的控制，比如你有学习的能力、也乐于学习；对外部世界有一个客观的了解和理解；想做的事情就会去努力实现；有比较正面的情绪，并且能够保持自己的情绪稳定；另一个就是对外界环境和他人的态度和行为比较健康，相对客观、灵活，能适应环境，有比较好的人际关系。老年人退休后，不要"宅"在家里，要走出家门，走向社区，与人多沟通，珍惜友谊和亲情，让更多来自外界的情感支持成为身心健康的避风港。

适应社会：是偏外在评价的内容，比如经济收入水平，已婚、未婚还是丧偶，学历水平，参与社会工作的程度，如果这些内容本身评分较高，或者老年人对之比较满意，那么他的社会健康程度就比较高。

如此一来，我们便能很清楚地看到，影响老年人身心健康的因素很多，包括自然因素(年龄、性别、职业、文化程度、经济收入、城乡差别等)和生活方式(家庭生活、吸烟饮酒、体育活动等)。对老年人来说，自然因素大多不可改变，所以提高老年人的健康水平，还是要多养成健康的生活方式，不抽烟、不喝酒、管住嘴、迈开腿、健康饮食、充足睡眠、少躺躺、多走走、多聊聊，才能有效地改善老年人的健康状况。

（上海市闵行区莘庄社区卫生服务中心　李　敏）

—— 单位简介 ——

上海市闵行区莘庄社区卫生服务中心是全国示范社区卫生服务中心、上海市高血压防治研究基地，通过"科技引领，信息护航"做到科学化、规范化、精细化管理。2015 年启动"1＋1＋1"签约，构建有序分级诊疗，提升家庭医生服务和水平，提高社区居民获得感。

31. 如何维护和促进老年人心理健康

老年人退休之后社会地位、经济地位、生活节律和社会职能都发生了巨大的变化。处理不当，常常会出现失落、焦虑、抑郁、孤独等情绪，如不能及时消除和疏导，这些问题会对老年人身心健康造成很大的损害。

老年人在家庭中的作用和与家庭成员之间的关系也不断发生改变。从壮年时的家庭主体角色逐步转变为依赖角色，受重视程度和权威感随之减退，不安全感和孤独感增加。

老年人必须应对生活重大事件造成的改变。老年人往往都会遭遇疾病、夫妻分居、丧偶、退休等重大的生活事件，尤其是疾病和丧偶，直接影响老年人的身心健康。

维护和促进老年人心理健康可从以下方面入手。首先应顺应角色改变，主动学习和适应社会的变化，正确认识和评价衰老与死亡，树立正确的健康观和生死观。人从出生到衰老直至死亡,这是自然的规律。我们应该在有限的生命中追求"优生、优育、优活和优死"。也就是说作为一个健康的个体出生、成长,能够生养健康的下一代,拥有身体和心理健康的生活,最后平静而有尊严地面对死亡。

其次,注重日常生活的心理保健。培养良好的生活习惯;保持与朋友的交往;善于欣赏大自然和艺术之美,积极主动应对晚年。建议老年朋友在精神上一定要有所寄托,自己适当找些事干,保持老有所为的乐观心态,比如打打太极拳、跳跳广场舞、会会老朋友、溜溜小宠物,再比如参加老年大学或者社区活动,关爱下一代或者参加公益和环保活动等等。一旦发现有持续性莫名原因的心境异常,应尽早寻求专业医生的"心理咨询"帮助,切不可漠然置之,也不可过度疑病忧病。

(上海市浦东新区大团社区卫生服务中心 侯 进)

32. 老年人怎样锻炼身体才科学

古语说:饭后走一走,活到九十九。这句话说明了一个简单的道理,那就是适度运动以防治慢性疾病,延缓衰老。因此,运动是老年保健中的一个重要组成部分。

老年人在锻炼身体的时候应该做好运动前的准备,以及运动后恢复。例如:

忌不做准备就开练。运动前的准备工作很重要,老年人在开始锻炼前一定要做好准备活动,弯弯腰、踢踢腿、放松肌肉、深呼吸等,同时还要注意运动装备,一定要穿运动服和运动鞋,避免运动过程中受伤。

感到身体不适或疾病未缓解时,不宜运动。老年人身体渐渐衰老,体力、耐力都变弱,当自我感觉身体有各种不舒服的信号时,应静卧休息,必要时及时就医,切不可一心想着"锻炼不可间断""锻炼包治百病"而延误或加重病情。

不要空腹或饱餐后锻炼。空腹运动容易导致低血糖,因此老年人运动前要适量进食,但不要过饱;运动过程中注意补充水分,避免因缺糖缺水而影响身体健康。

出现极端天气情况最好不要锻炼。比如气温超过 35 ℃,冬天的早晨气温过低时,或大雾、阴雨和大风天气,都不适宜锻炼。

运动后做些整理活动。如慢走、伸展等,将汗液擦干,稍事休息,待呼吸心跳平稳后,再行沐浴,最好在运动结束 1 小时后再用餐。这些都有利于血液循环和机体散热,也能减少运动时的损伤和疾病。

健身活动要因人而异,每个人体力不同,健康状况也不一样,参加的项目和运动量不能千篇一律,老年人尤其如此,量力而行、充分准备并了解相关的科学知识很重要。

(上海市浦东新区大团社区卫生服务中心　侯　进)

33. 治疗老年病，药越多越好吗

老年人患慢性病者居多,大部分还同时患有几种疾病。有的老年人为了使病好得快一些,往往要求医生开药时面面俱到,认为用药品种越多,效果就越好。真的如此吗?

服药治病和用兵打仗不同,多种药物不适当地同时应用,非但不能增加治疗效果,有时反而会因药物之间的相互拮抗作用而降低疗效,甚至可能因配伍禁忌而产生不良反应。事实上,正因为老年人身患多种慢性疾病,服药种类多,出现药物不良反应也更多。

什么原因导致老年人更容易发生药物不良反应呢?

首先,由于老年人消化道吸收功能的改变及食物(如牛奶等)的影响,对药物的吸收不稳定。其次,药物吸收入血后,大部分与白蛋白相结合,小部分成为游离状态发挥药效。由于老年人血中的白蛋白减少,故药物吸收后,游离的比较多,血药浓度较高,容易发生不良反应。再者,由于年龄增长,代谢药物的主要器官如肝脏和肾脏的功能都有减退。第四,老年人免疫功能减退,对药物容易发生过敏反应,又不易及时表现出来,会造成不良后果。另外,老年人自身调整和适应内外环境的能力逐渐下降,某些药物(如利尿剂等)可扰乱机体内环境的稳定,促使药物不良反应的出现。

既然如此,老年人用药该注意哪些问题呢?

首先,除主药外,合用药物品种应尽量减少,并应注意疗程,及时停药。其次,勿凭经验点名用药,不随意用药。另外,不少老人以为凡是滋补药都能强身健体,多吃有益无害。事实上,中医讲究阴阳、虚实,并非所有人都适合滋补,不要滥用所谓"补药""抗衰老药"。激素、止痛药、抗生素、维生素等,这些药物都要经过医生同意后应用,滥用会发生种种不良反应或综合征,有的药有成瘾性或停药后易发生反跳现象,严重的可危及生命。

由于老年人服药种类多,为避免误服或多服药,老年人或家属最好每日将次日需要服用的药分别包好,注明早、中、晚,按时服用。服药要分清饭前或饭后服,中西药不要同服,相隔约半小时以上。

(复旦大学公共卫生学院　孙晓明)

34. 绝经后阴部瘙痒怎么办

一些绝经后的中老年妇女,因感觉阴部瘙痒、气味难闻且反复发作前来妇科就诊。

正常健康女性的阴道对病菌有自然防御功能,如阴道口闭合,阴道前后壁紧贴,阴道酸碱度保持平衡。通常阴道处于一种酸性的环境,pH 值保持在 3.8～4.4 正常范围内,不利于细菌生长。

女性绝经以后,阴道的自然防御功能受到破坏,病菌乘虚而入,阴道菌群失调,容易引发老年性阴道炎。另外,个人卫生习惯不良、营养缺乏,尤其是 B 族维生素缺乏,可能与阴道炎的发病有关。

绝经后女性一旦出现外阴瘙痒或灼热感、分泌物增多或有异味,要及早到医院检查阴道分泌物,早发现,早治疗。同时需排除滴虫性及念珠菌性等特异性阴道炎。对有血性白带者,应与子宫恶性肿瘤鉴别。经治疗阴道分泌物检查正常后,需再巩固治疗一个周期,防止阴道炎反复发作。

预防措施:妇女绝经后约有 30% 的人会发生老年性阴道炎,因此,老年妇女在生活中要特别注意自我护理。平时饮食宜清淡,不要吃辛辣刺激性食物。糖尿病患者不要过度吃甜食,可以多饮水、勤排尿,要特别注意保持外阴的清洁卫生,避免搔抓,以防止皮肤破损后继发细菌感染。每天用温开水清洗,感觉不适时可以增加清洗外阴的次数,不要经常用香皂、沐浴液清洗外阴,否则时间一长,会导致外阴干燥,从而破坏阴道菌群平衡。内裤要宽松、透气性好,选用纯棉布料制作,每日换洗,并且要放在太阳底下曝晒。自己的清洗盆具、毛巾不要与他人混用。

发生老年性阴道炎时不要因外阴瘙痒而用热水烫洗外阴,虽然这样做能暂时缓解外阴瘙痒,但会加重外阴皮肤干燥粗糙,之后瘙痒会更明显。清洗外阴时宜使用弱酸配方的女性护理液。注意治疗期间最好是避免性生活。

(上海市浦东新区大团卫生服务中心 杨明娟)

35. 怎么面对闹心的"更年期"

围绝经期俗称"更年期",是妇女正常的生理变化期,包括绝经过渡期至绝经后 1 年。绝经过渡期指妇女 40 岁左右开始出现内分泌、生理改变及临床表现直到开始绝经的一段时期。科学面对,可使该年龄段妇女平稳度过此阶段,促进家庭的和谐。

更年期的表现多种多样,主要有月经紊乱,伴有潮热、皮肤潮红、自汗、心悸、头晕、头痛等,有的还会出现情绪激动易怒、焦虑多疑、失眠、记忆力减退等情况。在更长的一段时间内,还会出现泌尿生殖器官萎缩、骨质疏松等疾病。

更年期的保健很重要,要了解相关的科普知识,培养乐观性格及广泛兴趣爱好,协调处理好家庭及社会关系,主动寻求家庭成员的支持。积极进行自我调节和控制,一方面积极适应,另一方面也不能听之任之、放任自己。可以主动寻求妇女保健医生的帮助,例如采用激素补充治疗,有助症状改善。但激素有利有弊,所以不建议自行使用药物,应当在专业医师的合理指导下进行治疗。加强更年期的营养摄入,多吃新鲜水果蔬菜,多吃奶制品等高钙食物以及适当补充钙片来防治骨质疏松,少吃油炸辛辣的食物及高脂高盐的食品,以低盐低脂高蛋白饮食为主。避免烟酒。注重自己的个人卫生情况,勤换内衣内裤,保持会阴清洁,防止生殖器的感染。同时生活习惯要规律,加强体育锻炼,每周 3～4 次,每次锻炼时间不少于 30 分钟。还要保持良好的人际关系,正确处理好与同事及周边人员的关系,多沟通、多接触,有利于身心健康。

这个阶段的女性,虽然生育能力下降,但仍需避孕,以免出现计划外妊娠。避孕可以采用避孕套、宫内放置节育器等措施,时间一般至月经停止 1 年以后。最后,这段时期是妇科肿瘤的好发年龄,所以需要定期的健康体检,至少一年一次,还要学会进行自我检查,比如乳房的检查等,这样可以早发现、早治疗。

(上海市嘉定区嘉定镇街道社区卫生服务中心　陶琼英)

36. 独居老人应怎样进行自身保健

随着我国人口的平均寿命的延长,老龄化问题越来越严重。除外突发性的灾害,老年夫妻都要面临一方先走的情况。而现在子女在外面打拼为多,这种子女离家的丧偶独居老人是比空巢老人更弱势的群体,平时连个说话的人都没有,难免会产生空虚、寂寞、焦虑、忧郁等负面情绪,更应该注重自身保健。

独居老人要从心理、身体和生活细节几方面注意自身保健。

首先,心理调节方面,老年人可以养养宠物,宠物的陪伴让人不感到寂寞。但要注意宠物的卫生,以防"猫抓热""狂犬病"等传染病。老年人还可以以音乐为伴,典雅、优美、悦耳的乐曲,有助于消除闷闷不乐的情绪和机体疲惫。还有凡事不要钻牛角尖,应该想得开、放得下,广交知心朋友。

其次,独居老人还需注重身体健康,一方面要了解常见急症,如冠心病,有可能突然发心衰或急性心梗；糖尿病，有可能发作低血糖；高血压，有可能诱发脑出血或脑梗死。了解这些风险后，当开始出现严重的胸痛、大汗、气喘，或剧烈头痛、一侧肢体活动不利，或发现自己说话突然不是很清楚时，一定要第一时间求救，这很关键。很多老人觉得忍一忍就过去了，这样做危险性很大。可在家配备呼救途径，比如一键式120或亲属电话，在自己最常用的联系工具旁边贴一张纸，写清楚自己的家庭住址，最好还要有子女的姓名和联系方式以及自己的基础疾病。当独居老人感到不舒服的时候，拿起电话照着念就可以了。而且急救人员到现场后，也可以通过这张纸条及时联系到家属，获知老人的病史。

再次，生活细节方面，要注意室内的燃气问题。灶具需选用自动熄火的燃气灶或煤气灶，以防老人忘关燃气或煤气开关。定期检查煤气管道的接口和管子是否老化，及时更新。另外室内的卫生间、厨房地板的防滑问题也要注意。

总之，保持乐观及把握细节，相信独居老人也会是阳光的、健康的。

（上海市长宁区虹桥街道社区卫生服务中心　张　娟）

37. 老年人如何预防骨质疏松

老年人是骨质疏松的好发人群，骨质疏松最大的危害是导致骨折，很多人都是因为骨折到医院就诊才得知有骨质疏松，因此预防显得尤为重要。

骨质疏松的临床表现有周身疼痛、身高降低、驼背、脆性骨折等。下面介绍骨质疏松的预防方法。

保持合适的体重：体重过轻或过重都会导致骨量减少。体重是否标准通常用体质指数[体重(千克)/身高(米)的平方]来评价，我国体质指数正常范围为18.5～23.9。

增加钙摄入：推荐正常成人每日摄入相当于鲜奶300克的奶制品，同时每天摄入大豆、豆制品、黄绿色蔬菜。

保持充足的蛋白质摄入量：中老年人要保证满足机体需要的蛋白质摄入量，鸡蛋、瘦肉、牛奶、鱼虾、豆类都为高蛋白食物，应当合理搭配食用。

减少食盐和咖啡因摄入：建议每日食盐摄入量应小于6克，适当减少咖啡因摄入。

戒烟、限酒：吸烟、饮酒会妨碍钙的吸收，促进尿钙排泄，使得骨量下降而导致骨质疏松。

多参加体育运动，增加户外活动和日照时间：鼓励老年人进行有氧运动，如散步、缓慢长跑、游泳、骑自行车、做体操等。

补充维生素 D：阳光中紫外线照射皮肤引起体内一系列反应，形成活性维生素 D，可促进钙的吸收，因此老年人均应适当增加阳光照射。日光照射不足的老人，可以在医生指导下服用维生素 D 制剂。

加强自身和环境的保护措施：老人预防跌倒的主要措施为加强体育运动和家庭生活风险防范，如室内安装扶手、浴室放椅子、选用手杖等合适的辅助工具、楼梯安装防滑条、清除障碍物、保持路面平整等。

定期检查：推荐 55 岁以上女性和 60 岁以上男性每 1～3 年测定一次骨密度，如骨密度降低，应及时就诊，及早明确诊断，早期治疗，减少并发症。

（上海市闵行区莘庄社区卫生服务中心　任　涛）

38.　"千金难买老来瘦"的说法有道理吗

在全民纷纷"减肥"的时代，"千金难买老来瘦"的说法大有市场。其实，临床医学专家认为，老年人的胖瘦亦有衡量的标准，老年人只有保持理想的体重，才能提高机体抵抗力，不易摔跤，减少骨折的风险。那么，老年人要如何计算自己的标准体重？

标准体重的简易计算公式为男性（千克）＝身高（厘米）－105；女性（千克）＝身高（厘米）－100。实际体重在标准体重的 10％ 范围内波动都被认为是正常的。另一种方法是计算体质指数：体质指数＝体重（千克）/身高（米）的平方。如果得出的体质指数值在 18.5～23.9 之间，那么说明体重合格；如果体质指数值在 24～27.9 之间，就说明超重了。

有人认为"体瘦的老年人相对长寿"，这个观点并不完全正确。流行病学研究发现，体重低于正常范围的人，死亡率比体重在正常范围的人高很多。如果一个人体重过轻，说明能量贮备物质较少，一旦机体遭遇较大打击，如创伤、感染性疾病、慢性消耗性疾病时，自身的脂肪、肌肉蛋白会大幅度分解，使机体免疫功能和内脏功能受到影响。老年人消瘦可能还有一些病理性原因，如甲状腺功能亢进、糖尿病、消化道肿瘤、结核病和抑郁症等。老年人在没有营养摄入不足的情况下，体重突然下降或渐进性下降时，最好到医院做进一步检查明确原因。

消瘦的老年人要积极地进行营养干预，增加饮食中的热量和蛋白质供应，在少量、多餐、细软的平衡膳食基础上，要保证充足的主食、动物性食物，比如鱼、肉、蛋、奶，还要适当吃一些豆制品、水果和蔬菜。在营养师的指导下给予补充一定的营养制剂。鼓励老人多参加户外活动，进行适当的抗阻力训练，保持合适的体重，延缓肌肉衰减和机体功能的减退。老年人没有必要刻意地追求"老来瘦"，瘦并不代表"寿"。

（上海市徐汇区中心医院　曲　毅）

—— 专家简介 ——

曲　毅

　　曲毅，主任医师，医学博士。上海市徐汇区中心医院老年病科主任。中国医师协会全科分会委员、上海全科医学分会委员等，《中华预防医学杂志》《中国新药与临床杂志》等编委。长期从事高血压及老年心血管病的基础和临床研究。

39. 老年人爱忘事是正常的吗

　　经常听到老年人讲"我的记性真差，东西放在哪里一转眼就忘了！"但是他们对于很久以前发生的事情，却是记忆犹新，说起来绘声绘色。有人会问，老年人爱忘事是正常的吗？一般来说，人们对大量需要记住的事情发生遗忘，或对必须记住的事情在一次经历之后不能全部正确回忆，都属于健忘。老年痴呆症早期的表现之一就是记忆力显著减退，近事遗忘突出。但是健忘却不一定是老年痴呆症，两者有什么区别呢？

　　认知能力方面：健忘的老人虽然记忆力下降，但对生活上相关人员关系、周围环境的认知能力基本存在；而痴呆老人认知能力严重减退，不能识别周围环境，分不清时间和季节变化，有时找不到回家的路。

　　生活能力方面：健忘的老人虽然会记错日期，有时前讲后忘，但他们仍能料理自己的生活；而痴呆老人的生活自理能力、社交能力都受到影响。

　　思维能力方面：健忘的老人突然会忘了"水果"的概念，但是经过苦思冥想，可以指认某一种具体的水果；而痴呆老人出现思维迟钝，言语贫乏，丧失了对日常事务的分析、思考能力，难以做出符合逻辑的判断。

　　情绪和行为的变化：健忘老人的日常行为改变不大，而老年痴呆症患者变得"与世无争"，反应迟缓，麻木不仁，或者容易激惹，常有多疑情感，出现幻觉或者妄想等。

　　如果发现老人爱忘事，出现上述痴呆症的一些表现，最好带他们到医院进行专业的神经心理测评。有研究显示，在健忘者中有15％的人属于老年痴呆症的早期阶段，如果不及早加以干预，就会逐渐发展成老年痴呆症。老年人积极采取措施防治心脑动脉硬化,可以延缓痴呆症的发生。鼓励老年人提高自我保健意识,应及早开始大脑功能的锻炼;培养一些业余爱好,多参加社交性活动,参加一些力所能及的体育运动;保持生活自理能力,使其获得最大可能的个人的满足与尊严。

(上海市徐汇区中心医院　曲　毅)

40. 老年人性功能减退或丧失是什么原因

很多中老年人会出现性冲动减少、减退,性欲持续低下甚至丧失。有的推诿甚至拒绝性生活,有的造成夫妻双方的猜忌和矛盾,从而引发一系列的健康和社会问题。但同时又有大量的统计数据表明,70~80岁高龄老年人仍有性欲存在,渴望得到来自配偶的亲昵和爱抚。

哪些因素影响中老年人的性功能? 进入老年期,性器官及相关的内分泌腺出现老化和衰退,因而性功能也出现不同程度的减退。同时一些慢性疾病如心脏病、高血压、糖尿病等都会不同程度地影响老年人的性健康。其他心理社会因素,如退休、疾病、经济拮据等生活重大事件,疲劳、结婚时间过长新鲜感丧失,都可引起性欲减退。

中老年人可以尝试应对这种改变。

首先,老年人应该在医生的帮助下,正确地认识和评价自身的性健康状况,主动学习性知识。既要在生理上适应,也要在心理上接受和理解。同时需要积极采取健康生活方式,治疗各种慢性疾病,控制和减缓疾病的发展,戒烟限酒,积极参加社会活动,保持心情平静轻松等。

其次,身心劳逸要适度,夫妻应相互关爱,互相体贴理解。老年人过劳会引起对性生活的"消极怠工",并可因此而逐渐引起对方的性冷淡。合理的膳食、营养不仅能避免过早的性功能衰退,而且有增强性功能的作用。可以运用推拿、按摩、气功等疗法,也可以适度运用辅助工具,如润滑剂、成人用品等。还可以根据个人的具体情况,在医生的指导下接受药物治疗。

总之,性是人的自然本能之一,同时个体也有自己的需求和特点。无论年轻人还是老年人都必须面对自然的规律,最重要的是结合自身的特点,科学认识性健康,并在专业医生的指导下促进中老年期的性健康。

(上海市浦东新区大团社区卫生服务中心　侯　进)

41. 中老年人该如何选择"保健品"

保健品是保健食品、保健药品、保健用品等的统称。保健食品是指声称具有特定保健功能或者以补充维生素、矿物质为目的的食品,适宜于特定人群食用,不以治疗疾病为目的,并且对人体不产生任何危害。

中国保健协会 2008 年数据显示,我国每年保健品的销售额约 2 000 亿元人民币,其中老年人消费占了 50％以上。这说明中老年人对保健品的关注和使用是一个值得关注的重大问题。老年人应如何辨别和选择保健品呢?

首先,保健品不是所有人都需要或能够使用。一定要掌握"三性",即需要性、缺少性、摄入补充性。比如市面上有很多补充维生素的保健品,只有那些不能正常进食,或饮食营养不全面的老年人,才有必要摄入。

其次,应该正确认识保健品。保健食品具有食品性质,一般无剂量上的要求;保健药品具有营养性、食品性、天然药品性质,应配合治疗使用,有用法用量的要求,目前是带"健"字批号的药品。

第三,正确评价保健品的作用。国内有调查显示,许多老年人对保健品普遍存在一定的认知误区,半数老年人将保健品等同于药品甚至灵丹妙药,认为保健品可治疗疾病;近1/4老年人认为保健品可调节生理机能。要知道,保健食品是一种食物而不是药物,错误地把保健食品当作药物来使用,不仅没有好的效果,甚至还会耽误病情。

最后,必须要有国家规定的批文批号。国产保健食品批准文号格式为:国食健字 G＋4 位年代号＋4 位顺序号,比如"国食健字 G20070260"。若是批准文号格式不对,那必然是虚假的保健食品。同时,保健食品的包装上必然会印刷保健食品标志,也就是俗称的"小蓝帽"标记,这是国家强制规定,若无标志,也必然为伪劣。

(上海市浦东新区大团社区卫生服务中心 侯 进)

临|终|关|怀

42. 何为安宁疗护

安宁疗护是指对患有不可治愈疾病的患者,在临终前提供减轻痛苦的全人化医疗护理照顾,以维护老人和家属最佳的生命品质。主要是通过疼痛控制,缓解身体上的不适症状,让每个进入生命终末期的人都能得到关爱和照料,舒适、安宁、有尊严地走完人生最后的旅程;同时对其家属给予社会心理支持,使其平安地度过哀伤期,帮助他们在尽量短的时间内重新回归社会。

安宁疗护的意义包括:老龄化自身特点所需要。日趋增多的老年人口,成为慢性非传染性疾病的高发人群;社会发展与文明进步的需要。安宁疗护是对死亡过程的科学化人工调节,是一种死亡文明。安宁疗护提供对终末期老人的照料,是社会文明的标志,真正体现了人道主义真谛,显示了生命的尊严和价值。

安宁护理的宗旨是提供"四全"服务,即全人的照顾:全面照顾到患者的身心状况,而非只针对他的病况或某一器官来医疗。全家的照顾:帮助家人及亲友学习照顾技巧,并协助家人一起面对亲属即将离去的悲伤。甚至患者往生后,给予家属心灵辅导。全程的照顾:除了陪伴患者到生命的最后一刻,乃至患者往生后,辅导家属度过低潮期也是安宁护理的范围。全队的照顾:结合医师、护师、药师、营养师、物理治疗师、心理师、社工等成员,提供最完整的身心疗护。

曾有这样一位老人,他的病情已经进入了生命最后的阶段,经过医生评估及家属同意后,安宁护士将他转移到了关怀室,让他在最后的时间里能有一个安心的环境及得到细心的照顾。护士了解到老人还有一心愿未了:还未看到自己最小的儿子结婚。护士与其儿子和女朋友商量,希望能一起完成老人最后的心愿。经同意后,在病房给他们举行了一个简单的婚礼仪式。老人能够在最后时期减轻肉体上的痛苦,又得到心灵上的安宁。最终,他在家属的陪伴下,安详地离开了人世。

（中国生命关怀协会　施永兴）

— 专家简介 —
施永兴

施永兴，现任中国生命关怀协会调研部常务副主任，上海市中医药社区卫生服务研究中心常务副主任，上海市社区卫生协会老年保健与临终关怀专业委员会主任委员，副教授，硕士研究生导师。

43. 临终关怀就是放弃治疗等死吗

自 2012 年 8 月起，上海市 18 家社区卫生服务中心试点为肿瘤晚期患者提供临终关怀服务。社区卫生服务中心在接受患者及家属咨询时常会听到这样的疑问："什么？不做放疗、化疗？不抢救？那不是来这里等死吗？"

"不抢救"这个字眼在很多人看来，就是拔掉输液管、取掉氧气瓶，等同于剥夺患者生存的权利。但其实，这种对"不做抢救"的理解是片面的。对于癌症晚期、慢性病终末期的患者来说，死亡已近在眼前，不宜再采用激烈的治疗手段。对饱受疾病折磨、身体虚弱的患者来说，任何抢救措施都非常痛苦。让患者尽量在家属的陪伴下，过好生命最后的宝贵时光，安静而有尊严地离去，这是对生命的尊重。这种"只有在重症监护室的患者才有积极治疗，而舒缓疗护就是消极治疗、甚至放弃治疗"的观念已经过时了，舒缓疗护同样是积极治疗，只是它的方式更为缓和。

在舒缓疗护病房，所有治疗的宗旨都在于最大程度地减轻患者痛苦，提高临终患者的生活质量。针对癌痛、水肿、呕吐等都有相应的治疗方案，甚至连睡眠、排便、吞咽康复训练等都在舒缓治疗范围之内。全面了解患者的心理状态、家庭情况，陪患者聊天、谈心，帮他们解决心理障碍。研究表明，对于临终患者，我们不能给予太多输液，这样往往会导致患者全身肿胀，甚至由于支气管水肿而导致呼吸困难。如果家属们知道过度补液给患者带来的痛苦，或许愿意重新考虑。

"善始善终"这一传统观念出自《庄子·大宗师》。然而，现阶段来看，大多人做到了"善始"，却很少有人实现"善终"。不得不承认，当生命不可逆转、现代医学已无回天之力时，过度治疗对患者反而是一种伤害。坦然面对生死，尊重生命荣枯的自然规律，让他们安详地离开，何尝不是一种更理智的选择呢？

（上海市松江区中山街道社区卫生服务中心　郁建国）

—— 专家简介 ——
郁建国

郁建国，上海市松江区中山街道社区卫生服务中心主任，全科副主任医师。海峡两岸医药卫生交流协会全科医学专业委员会委员、上海市全科医学专业委员会委员、上海市医院协会基层医疗机构管理专业委员会委员、松江区全科专委会副主任委员。

44. 如何帮助生命终点的老年人安宁地离去

生老病死是自然的法则，是所有生物都无法逃避的规律。老年人对待死亡的态度和情绪反应各不相同，一般有三种态度：一是"怕死"。他们认为死是一种严重损失，不能轻易失去生命，终日为保命忧心忡忡；二是"不怕死"。他们认为生老病死是任何人无法抗拒的自然规律，是人必然经历的最后阶段，有得必有失，不能老是为得失而活，为死担忧；三是对死"无所谓"。老年人年龄越大，死亡的心理威胁也越大，过度恐惧死亡反而会影响正常应激反应，而使死亡来得更快更早。尤其是患病老人，不惧怕死亡，可能延长生命垂危时的应激反应而转危为安。因此，专家们建议老人用幽默与微笑面对人生终点。

那么，我们应该如何帮助生命终点的老年人安宁地离去呢？首先，我们应该腾出时间，帮助老人排解生命最后时光里心灵的沮丧和恐惧。制造欢乐气氛，一起面对生活、治疗，甘苦与共，让老人在离开人世前体会出生命的芬芳，感受到人性的关怀与尊重。心平气和地面对死亡，认知死亡是人生无法避免的结局但仍能认真坦然地活下去，欢喜地迎接每一天的到来。

同时，我们可以采取一些方法，尽力做到以下几点：一是消除冲突。人的一生中，多少有一些恩怨创伤，在生命中的最后阶段，需要选择恰当的方式来解除过往的冲突。冲突与恩怨能否解决，是老人能否平安离去的重要因素；二是不留遗憾。作为家属，面对即将离开的亲人，首先应该想到的是怎样才能让自己和亲人不留下遗憾，想方设法帮助其实现最后的愿望是非常重要的内容之一；三是平常心陪伴。只有开放的态度与互相尊重，才能减轻或消除临终者的孤独感。用对待一般人的态度，以平常心陪伴，在老人身边用心倾听，开放、坦诚、真心地照顾，把握住对方的快乐与痛苦，用爱来抚慰临终老人。

（上海市普陀区长征镇社区卫生服务中心　吴玉苗）

吴玉苗

吴玉苗,全科副主任医师,普陀区长征镇社区卫生服务中心主任,上海市社区卫生协会临终关怀与老年保健专委会副主任委员,擅长舒缓治疗。

45. 肿瘤晚期患者癌痛治疗的误区

很多肿瘤晚期患者对于癌症镇痛治疗存在许多误区,在此给予重点解释说明。

误区一:一旦使用药物止痛,将会一直依赖药物,所以要以忍为主。很多肿瘤晚期患者对待疼痛的方法是坚决挺着,这种方法是不可取的。因为晚期癌症大多数是不可逆转的,应当清醒地认识到这一点,所剩时间不长,就应该好好善待自己,尽量免除痛苦,安详离去。

误区二:吗啡会中毒,甚至加快死亡。事实上完全相反,合理应用吗啡镇痛不但不会加快患者生命消亡,反倒在一定程度上能提高患者生命质量,让患者安全、舒适、有尊严地度过人生最后阶段。

误区三:哌替啶(杜冷丁)是最安全有效的止痛药。世界卫生组织(WHO)已将哌替啶列为癌症疼痛治疗不推荐使用的药物。哌替啶的止痛作用强度仅为吗啡的 1/10,作用时间短,其代谢产物在体内清除时间长,而且具有潜在神经毒性及肾毒性。因此不宜用于癌症疼痛等慢性疼痛的治疗。

误区四:疼痛剧烈时才用止痛药。事实上,无论给药当时是否疼痛发作,按时用止痛药更安全、有效,而且所需要的止痛药强度和剂量也最低,长期得不到有效止痛治疗的人,容易出现因为疼痛导致的与神经病理性疼痛相关的自主神经功能紊乱,表现为痛觉敏感和异常疼痛等难治性疼痛。

误区五:肺癌患者不适合用阿片类镇痛药物。癌症疼痛患者使用阿片类药物,是极少发生呼吸抑制的。因为疼痛本身是阿片类药物呼吸抑制的天然拮抗剂;癌症疼痛患者长期使用阿片类药物,很快会对药物的呼吸抑制作用产生耐受。

误区六:长期应用吗啡会上瘾。一般在正确的评估下,合理适量应用吗啡,即使长期大量应用也不容易造成吗啡成瘾,因为真正的疼痛与吗啡作用是互为拮抗的。总之,只要合理规范地使用止痛药,所有的癌症患者无痛目标一定会实现,可以有尊严、无痛苦地提升临终生活质量。

(上海市闵行区莘庄社区卫生服务中心 陈 凌)

—— 专家简介 ——

陈　凌

陈凌，上海市莘庄社区卫生服务中心主任，全科副主任医师，上海市医院协会第三届基层医疗机构管理专业委员会委员；擅长慢性病的诊疗和健康管理，在社区卫生信息化管理、高血压社区管理方面有丰富的经验。

46. 如何疏导"生命终末期老人"情绪

生命终末期老人，是指预期存活期只有 3～6 个月的老年患者。老人在面对自己即将走完的人生路途时，他们的心理活动非常复杂。

面对生命终末期老人的负面情绪，家属该怎么办呢？其实，家属可以通过生理关怀、心理关怀、生死讨论以及尊重老人的宗教信仰等方式来疏导老人的情绪。

家属要尽可能地把居住的环境搞得温馨舒适，在墙上贴一些向日葵等花样的墙纸，设计笑脸墙，安排老人居住在光线充足、空气清新的房间，播放一些舒缓的轻音乐等，给老人提供舒适、安静的环境，使老人在生命的最后阶段得到平静。还要经常通过陪伴、心理沟通来满足老人的心理需求，给老人以温暖的力量，多与老人进行交流，帮助老人实现一些最终的愿望，让其感觉到被重视、被尊重、被需要。

当死亡逼近时，你会选择隐瞒还是告诉老人呢？可能比较多的人会选择尽力隐瞒，自己承受着巨大的痛苦。其实，生死讨论是对人性深处恐惧的探究，人们必须勇敢面对死亡的事实，因为它毕竟是人自然生命中不可或缺的组成部分，要学会坦然面对死亡，消除对死亡的恐惧和焦虑。家属可以在合适的机会、合适的场合跟老人进行一些关于死亡的讨论，让老人有机会可以自己选择死亡的方式，了却一些未了的愿望，见一下非常想念的人，留给老人安排后事的机会。

有些老人是有宗教信仰的，但是年轻人往往不能完全理解。在面对有宗教信仰的终末期老人时，家属要尽可能地尊重老人的信仰，用宗教慰藉为老人解脱对死亡的恐惧，使其得到精神上、信仰上的关怀。

在平时的生活和活动中，家属要善于从老人的言谈举止中发现和了解老人的情绪，运用一些沟通方法，及时对老人的不良情绪进行疏导，促使老人打开心扉，释放情绪，提高生命最终阶段的生活质量。

（上海市金山区金山卫镇社区卫生服务中心　高浩美）

—— 专家简介 ——
高浩美

高浩美,上海市金山区金山卫镇社区卫生服务中心任中心主任,本科学历,中医全科副主任医师。目前工作的主要研究方向:中医对各种社区常见病、多发病的治疗和预防。

CHAPTER THREE

3

健 身 心

1. 什么是健康管理

健康是人类生存的基本条件,是社会和谐的重要内容。健康决定未来,对个人而言,健康是生命的本钱;对群体而言,健康是永恒的话题;健康是人类社会的发展目标。

世界卫生组织对健康的定义是:健康是指生理、心理及社会适应三个方面全部良好的一种状况,而不仅仅是指没有生病或者体质健壮。

健康管理在国际上只有 20 年左右的历史,在国内更是一个新生的学科门类。健康管理是指对个体或群体的健康危险因素进行全面管理,目的是预防和控制疾病发生与发展,降低医疗费用,提高生命质量,针对个体及群体进行健康教育,提高自我管理意识和水平,并对其生活方式相关的健康危险因素,通过健康信息采集、健康检测、健康评估、个性化管理方案、健康干预等手段加以持续改善的过程和方法。

健康管理的整个过程是一个闭合的环,从体检(健康状况的信息采集)发现健康危险因素,进入到健康状况的评测,根据健康状况制订健康管理计划,对其健康进行促进和行为干预、咨询指导。形式包括:生活方式管理、需求管理、疾病管理。在我国目前这方面的工作已大量开展,例如关注个体生活方式,帮助选择最佳健康行为,根据健康需求提供医疗建议、指导选择恰当的医疗方式。我们从预防到干预,进行连续性、全方位、全生命周期的健康管理。

健康管理进入云时代,健康管理云服务计划正是在智慧医疗行业快速发展下的产物。通过积极应用移动互联网、物联网、云计算、可穿戴设备等新技术,推动惠及全民的健康信息服务和智慧医疗服务,推动健康大数据的应用,逐步转变服务模式,提高服务能力和管理水平。加强人口健康信息化建设,全员人口信息、电子健康档案和电子病历三大数据库基本覆盖全国人口并动态更新信息。全面建成互联互通的国家、省、市、县四级人口健康信息平台,实现公共卫生、计划生育、医疗服务、医疗保障、药品供应、综合管理等六大业务应用系统的互联互通和业务协同。

(同济大学附属上海市东方医院　江　华)

—— 专家简介 ——

江　华

江华,同济大学医学院内科学教授、博士生导师。上海市医学会全科医学分会副主任委员、同济大学附属东方医院全科医学科/老年医学科主任。多年从事胰腺癌的研究和慢性病管理,全科医生师资培养等工作。

2. 健康检查的"五大误区"

健康评价是指对健康检查(俗称体检)取得数据后,科学地评估被检查者或被检人群的综合健康状况,并提出恰当的建议。对体检报告的结果该怎么理解?

误区一:体检报告未见异常就等于身体正常。未见异常不等于正常。未见异常表示该项检查的数据目前在正常范围内,只是说本次体检没有发现异常情况,可能是没有疾病,也可能是疾病变化太轻微,尚不能检查出来。只有日常留意身体的各种"反常",保持良好的生活习惯和心态,才能常保身体健康。

误区二:这次检查一切正常,以后就可以不必再检查了。一次体检结果并不具有长期意义,人体的健康会随着时间、年龄、生活习惯及工作压力的变化而改变。特别是中老年人群,随着年龄增加,有些疾病可能进展,如高血压、冠状动脉硬化性心脏病、癌症等。有些疾病症状不明显,让人很难察觉,只能在全面、系统地进行检查后才能确诊。每年定期健康检查,有利于自我健康评估,及早发现问题,及早改善。

误区三:连续体检几年结果都差不多,检不检真的没意义。在大规模的体检人群中,查出癌症的是少数。但人体的身体状况随时都在改变,每年定期做健康检查,不但可以早期发现"坏分子",更可通过连续多年的检查数据,掌握个人身体的变化趋势。

误区四:不必理会异常的指标,照样可以活得好好的。异常的指标是提醒受检者要做积极的预防和治疗,改善不良的生活习惯,避免疾病产生或加重。当然,对于检查结果,既要重视,又不能心理负担过重。

误区五:做完检查,对自己有交代就完事了。做完体检,了解自己的身体状况,只是健康管理第一步。之后,必须就检查发现的问题,改变不良的生活习惯,听取医生的建议,配合相关的营养和运动计划,全面促进身体健康。

(上海市浦东新区大团社区卫生服务中心　方水芹)

—— 专家简介 ——
方水芹

方水芹,副主任护师,上海市浦东新区大团社区卫生服务中心科教科科长,上海市社区卫生协会特聘教师、浦东新区健康照护员培训师、浦东新区"十佳护士"等,擅长老年护理、老年慢性病健康管理等。

3. 体检项目需要"个性化"

人的一生需要经历不同的成长阶段,从初生婴儿到儿童期、青少年到中年,最终步入老年,每个阶段的健康管理重点各不相同,因此体检项目也有所差异。

20多岁,很多人会经历入职体检,这是人生第一次全面体检,除了常规项目外,生殖系统疾病和黑色素瘤等值得关注。有些20多岁的女孩子使用多种化妆品,刺激黑素细胞的过度繁殖,增加黑色素瘤发病概率。而对15~39岁的男性来说,睾丸癌是高发阶段,有必要进行睾丸体检。

30岁起要逐渐关注血压和血糖方面的问题,将体重、血压、血脂、血糖控制在正常范围内,女性要注意乳腺和子宫的检查,每年至少进行一次乳腺体检,包括超声或乳腺钼靶检查。每年做一次宫颈细胞学检查,筛查宫颈癌。

40岁以后新陈代谢减缓,心脏病、糖尿病、脑卒中风险随之翻倍,癌症风险开始增加,有必要做常见癌症筛查。如有吸烟或肺癌家族史的人,要每年做一次胸部CT筛查,对早期发现肺癌有积极意义;具有家族性胃病,胃部长期不适等人群,建议胃镜检查等;大便隐血试验呈现阳性、肠癌家族史、有肠息肉史,或大便习惯改变的人群,建议肠镜检查,筛查结肠病变。

50岁以上人群,机体各器官的功能均在逐渐退化,心脑血管病和恶性肿瘤高发,除了心脏检查、癌症筛查、前列腺、乳房、妇科检查外,还应注意骨密度检查,早期预防骨质疏松症。

60岁以后应该全面大检查了。除了骨密度、癌症等筛查外,重点预防卒中,另外还需注意眼部检查以及听力筛查,以期早期发现白内障、老年性耳聋等疾病。

(同济大学附属上海市东方医院　陈　巍)

—— 专家简介 ——

陈 巍

陈巍,副主任医师,现任上海市东方医院医务二部副主任,多年从事干部保健、健康管理工作。

4. 体检项目是选贵的还是对的

随着人们健康意识的增强,体检已成为了人们熟知并能有效预防疾病的理想手段之一。当您走进体检中心,会看到各类琳琅满目的套餐,人们往往会考虑这些项目是否适合自己的身体状况。其实,在体检套餐的选择上,应该更加趋于个性化,才能更早期发现身体现存或潜在的疾病。

对大部分人来讲,女性在 35 岁以上者,男性在 40 岁以上者每年至少应做一次体检,可对自己的身体状况有一个初步的了解,并且更容易发现一些不易察觉的早期疾病。当然,有些人根据自己的需要,或者家族遗传、身体状态等原因来调整体检频率,可以选择每半年体检或复查一次。

"我以往有哪些症状""我曾经罹患过哪些疾病",或"我家族中有些人患了遗传性疾病,我自己以后会不会也得这样的病? 我希望能注重这些疾病的检查"等叙述,在很大程度上能帮助医生对人们的体检项目进行调整,制定出最适合自己的体检套餐。

如果您是一位平时健康、没有既往疾病史和家族史的青年,那么包括身高、体重、血压、血常规、血生化、腹部 B 超、心电图、胸片以及内科、外科、眼耳鼻喉科等项目,女性再加上妇科检查的基本套餐一般就适合了。

如果您是四五十岁以上的中老年人,存在心脑血管疾病、肿瘤和骨质疏松等隐患,那么需要进行颈部血管彩超、肿瘤标记物筛查、骨密度等检查。

同样,如果您从事的职业可能导致如尘肺等职业病,您需要增加相应的如肺部 CT 等特殊检查;如果您之前有乳腺结节,您担心变化或已经自觉结节变大,那么除常规乳房外科体检、乳腺 B 超外,还需要进行钼靶检查。建议体检人应该根据年龄、性别、职业等自身特点选择不同的体检套餐。

在体检结束后,很多人就将报告束之高阁,不再想起。殊不知,健康的维护不仅仅是依靠一年一次的体检,更需要进行健康管理。通过专业的医师建立专属健康档案,运用科学的风险评估工具给出健康状况评估,并有针对性提出个性化健康管理方案(处方),从而使体检人从社会、心理、环境、营养、运动等多个角度得到全面的健康维护和保障服务。

（同济大学附属杨浦区中心医院　于德华）

—— 专家简介 ——

于德华

于德华，教授、主任医师；杨浦区中心医院院长，同济大学医学院全科医学系主任。中华医学会全科医学专业委员会委员，上海市医学会全科医学分会副主任委员，上海医师协会全科医师分会副会长。多年从事全科医学、管理心理学与人文医学的研究。

5. 新老"糖友"的体检项目有何不同

很多"糖友"认为糖尿病只需要关心血糖就可以了，其实不然，糖尿病是一种慢性疾病，会影响到身体的每个"角落"。糖尿病会将"魔爪"伸向心、肺、肾、眼、足、血管、神经等部位，可谓"无孔不入"，不同阶段"糖友"关注侧重点亦有不同。

"新糖友"评估并发症是重点，除了检测空腹血糖，还应行葡萄糖耐量试验、餐后2小时血糖、胰岛素、C肽释放试验，了解血糖、胰岛细胞功能状态，有助于糖尿病诊断、分型和药物的选择；体质指数、腹围对于制定糖尿病饮食计划，帮助选择降糖药物有帮助；而糖化血清蛋白、糖化血红蛋白是分别对过去2周及3个月内平均血糖控制水平的一种监测手段。

糖尿病还常常会并发高血压、高血脂、高尿酸、蛋白尿等，最终引起冠心病、脑血管病变、肾功能衰竭以及神经和眼底病变等。早期诊断糖尿病肾病的标准是进行尿微量白蛋白的测定。了解糖尿病心脏病变需要做心电图、心脏超声、心脏自主神经电生理检测。同时要进行血压、血脂的监测；双下肢血管B超、神经电生理检查了解糖尿病周围神经病变及下肢血管情况。糖尿病眼部的并发症主要与病程和血糖的控制情况有关，需要行眼底检查，以发现有无糖尿病视网膜病变、白内障、玻璃体出血等。

"老糖友"定期检查是关键。在饮食控制、控制体重、按时服药的治疗基础上，一定不要忽略了糖尿病的定期检查。这个检查一方面是了解糖尿病的控制情况，根据糖尿病控制指标的好坏适当调整下一阶段的治疗；另一方面是了解糖尿病并发症的情况，及早发现糖尿病并发症的"苗头"。

要求患者经常测量身高、体重、体质指数、腹围、血压、血糖等；每3个月复查糖化血红蛋白,每半年复查肝肾功能、血脂、尿常规、尿微量蛋白,每年进行眼底、周围神经、足部、血管等方面检查。

(同济大学附属上海市东方医院 陈 巍)

6. 怎样利用社区资源来降血压

最近 2 个月老黄感觉头胀、头晕,在家人陪同下来到居住小区的社区卫生服务中心全科门诊就诊。全科医生为其测量血压为 156/108 毫米汞柱。类似老黄这样因为不舒服在社区检查发现高血压的不在少数,但还有相当一部分高血压患者没有任何不适感觉,更难以发现。从这个意义上说,老黄还是非常"幸运"的。得知自己的血压这么高,老黄和老伴都有些着急,不知接下来如何办了。全科医生安慰老黄夫妻,告诉他们不要着急,社区有很多资源可以利用来帮助他降血压。

第一次发现得了高血压,首先要除外继发性高血压,也就是其他疾病引起的血压升高。可由医生安排相关检查来明确诊断。接下来就是要患者评估自己的饮食结构及不良生活方式,例如饮食口味过咸、运动过少、精神长期紧张、脾气容易急躁、睡眠欠佳、超重或肥胖、吸烟、酗酒等。患者家属可以发挥监督作用。

除此以外,定期监测自己的血压也是非常重要的。除了自己在家检测,还可以利用健康体检、就诊等机会在社区测量血压,也可到高血压社区防治网点(社区卫生服务站、居委会健康家园)测量血压。

一旦明确诊断,大多数人要在医生指导下坚持长期规律服用降压药治疗。降压药的品种有很多,医生会综合考量患者的年龄、血压水平、靶器官受损的程度、伴随疾病的状况等个体因素具体选择,并根据循证医学所提供的科学证据给予优选,还将依据患者服药以后的降压效果和有无不良反应的情况予以调整。患者应当严格遵守医嘱,坚持长期规律服用降压药,才能达到理想的防治效果。

最后,除了以上这些服务以外,社区还提供高血压健康讲座,向您宣讲日常注意事项。随着签约服务的进行,社区全科医生还可以将那些控制不好的高血压患者转诊给上级医院的专科医生,进一步治疗。

老黄夫妻听了以后,连声说好。现在社区诊治高血压真方便!

(上海市浦东新区三林社区卫生服务中心　陆亚元)

7. 家庭自测血压二三事

家庭血压监测最主要的优势是可以在医院外获取大量的血压测量数值,可能更接近真实血压值,比诊室测量的血压更可靠。

首先,家庭血压监测可提高高血压的知晓率,及时发现血压升高,尽早诊断和治疗高血压,并预防心脑血管并发症的发生。其次,可提高高血压诊断的准确性,有助于及时诊治和预防"隐匿性高血压"的心血管风险。再次,可提高降压治疗的达标率。家庭自测血压可使患者充分了解其血压水平,主动参与血压监测,是医生制定治疗方案和正确评价降压效果和降压药作用时间的重要依据。家庭自测血压也是及时发现病情变化,更好地预测高血压靶器官损害的重要措施。

目前,血压计大致包括上臂式、腕式、手指式电子血压计和汞柱、气压表式血压计等类型。鉴于汞的有害性,欧美国家都禁止使用水银血压计,故不建议使用任何形式的汞柱血压计进行家庭血压监测。准确读取气压表式血压计测量结果比较困难,也不建议使用。随着科技的发展,电子血压计已普遍应用,是国际公认的能够准确测量血压的工具。手指式电子血压计测量最方便,但波动大,实际测量不够准确;腕式虽然很方便,但是老年人动脉硬化,外周血管测量舒张压经常不准,容易出现误差。因此,建议使用袖带式电子血压计。近年来出现的第三代电子血压计采用了电子控制快速排气阀和加压同步测量技术,灵敏度高,且其工作不受外界声音等因素干扰,大大提高了血压检测的可靠性。

家庭血压监测与诊室血压、动态血压具有相辅相成的作用;高血压患者应选择经过临床验证的自动电子血压计及大小合适的袖带,按照规范的测量方法,长期坚持进行家庭血压监测。建议没有高血压患者的家庭也应考虑在家中定期测量血压,血压正常者每年至少测量1次。

(上海市徐汇区中心医院　曲　毅)

8. 得了高血压，就不能运动了吗

　　定期来社区卫生服务中心复诊、配药的王爷爷最近有个烦恼，他儿子小王体检时发现也得了高血压。小王今年 40 岁，工作压力大、长期面对电脑，经常有应酬、加班和熬夜的情况。他俩都有一个疑问：测血压的时候都让休息一会儿测量才准确，说明运动可以使血压高。那么，得了高血压，还能不能愉快地运动了？

　　生命在于运动，得了高血压也是可以运动的！对于青壮年来说，基础疾病少，有较高的生活质量，虽然运动的时候血压会升高，但这是人体正常调节反应，在安全范围内，而且规律、适量的运动可以改善血管弹性达到降压的目的。对于老年人，温和舒缓的运动具有调节身心、降压健身的效果，饭后散步快走、健身操也是不错的选择。要注意，如果发现血压在比较高的水平，要先降压到一个安全范围，再进行缓和的有氧运动！

　　运动强度要循序渐进，贵在坚持与规律。适合高血压患者的有氧运动主要有：快走、慢跑、骑自行车、游泳、打太极拳、广场舞等。小球类运动：如乒乓球、羽毛球等简便易行的运动。注意，运动强度保持在呼吸相对平稳！不论是王爷爷和小王在运动时都要注意不要运动过量、过累！当出现呼吸急促、头晕头胀、心悸等症状，就要停止运动，缓慢平静下来休息，不可继续运动。小王若选择运动强度较高的慢跑、骑自行车、游泳等运动时出现心脏剧烈跳动、面红、呼吸急促等现象，就说明强度太大了，需要降低强度或者换一种运动试试，以"自己运动时感到不吃力"为准。

　　高血压患者的运动贵在养成良好的习惯与坚持，不贪多贪快，做好长期运动计划和心理上信念，选择丰富的运动方式。控制血压，运动来帮您。

　　听了全科医生的指导，王爷爷父子俩茅塞顿开，现在，爷俩每天相伴一起游泳、散步，不仅血压平稳了，感情也越来越好。

（上海市普陀区长风街道长风社区卫生服务中心　黄　芸）

9. 老年人吃降压药会变成痴呆吗

生活实例

刘老伯退休在家,十分关注健康话题。最近他看到一则信息,说长期服用复方降压药会引起老年痴呆症。他有些紧张,因为多年前他就是吃复方降压片的,而且吃了好几年,最近两年才换了药。那么,刘老伯的担心是否有道理呢?

这种担心是完全没有必要的。过去一些中西药复方制剂含有可乐定、甲基多巴等成分,这类中枢性降压药服用后会产生低血压、心动过缓等不良后果。1999 年起世界卫生组织和国际高血压学会颁布的"高血压治疗指南",已不再将这类降压药列为一线的降压药物。但目前为止,并没有发现这类药物会导致老年认知功能下降。

与刘老伯担心的情况相反,科学研究证明,服用降压药有助于降低老年痴呆症患病风险。研究发现促使血压升高的过程中,人体产生的某些信号会导致老年痴呆症患者大脑损伤,如记忆力减退、大脑供血量下降、神经组织炎症增加等,而降压药物,例如血管紧张素转换酶抑制剂或血管紧张素受体拮抗剂等可抑制这类信号发挥作用,进而降低大脑损伤的风险,有利于预防老年痴呆症。一项欧洲高血压病研究随访四年发现,那些一直服用降压药的高血压病患者罹患老年痴呆症的比例,要比先服用安慰剂而后再接受降压药治疗的对照组减少一半以上。科学家据此认为,高血压患者长期服用降压药有助于预防老年痴呆症。老年高血压患者常伴有心、脑动脉粥样硬化等损害,这些都是老年痴呆症的重要危险因素,坚持规范服用降血压药可使老年痴呆症发生率减少 1/3。因此,老年高血压患者坚持长期、合理使用降压药,使血压平稳、达标,既是高血压治疗的关键,也是预防老年痴呆的有效措施之一。

家庭医生家访时对刘老伯心中的疑问给予了详细的解释。刘老伯的疑惑终于解开了,表示一定会遵照医生的嘱咐吃药,再不会自行停药、换药了。

(上海市徐汇区中心医院　曲　毅)

10. 如果血压正常了，还需服降压药吗

　　65 岁的王阿姨是位退休教师，患高血压病 2 年了，每天服用缬沙坦胶囊 80 毫克，血压控制稳定。王阿姨觉着既然血压正常了，自己平时也没有头晕、头痛等不适，而且"是药三分毒"，就来门诊咨询医生是否可以停止使用降压药物。

　　有的患者以为高血压经过治疗后可以"痊愈"，完全不知道高血压需要终身治疗。

　　当然，随着对高血压病因与发病机制的研究，已找到一些有效控制血压的办法，但是迄今为止，高血压仍不能被治愈。血压持续升高或波动，会带来非常严重的心血管疾病风险，因此，患者需要长期坚持服药，才能控制血压，降低发生卒中、心肌梗死的风险。大多数高血压患者没有明显不适感，只有在血压非常高时才会有头晕、头痛等症状。

　　有些患者误认为没有症状，血压高一点没关系，或者高血压降至正常后便擅自停服降压药。事实上，高血压所带来的风险大多是在没有任何临床症状的情况下发生的。平时即使没有任何症状，患者也不可随意停药，而应定期在家中测量血压，根据所测得的血压水平，交由医生决定是否需要调整降压药的剂量或停药。

　　那么哪些情况下可以停药或调整治疗方案？

　　(1) 坚持健康的生活方式，血压恢复正常甚至较低水平。在经过医生详细诊断评估基础上，可以停药。

　　(2) 误诊后服药。有些人在医院测量血压时，精神紧张，导致血压一过性升高，误诊为高血压。而当通过 24 小时动态血压监测或在家中测量血压后，血压在正常范围内，诊断为"白大衣高血压"，应停服降压药。

　　(3) 发生并发症后血压偏低。有些高血压患者在发生卒中、心肌梗死或心力衰竭后，血压明显下降到正常甚至较低的水平。此时，应在医生指导下调整降压方案或停药。

（上海市嘉定镇街道社区卫生服务中心　叶玲珠）

── 专家简介 ──

叶玲珠

叶玲珠，毕业于上海铁道大学医学院临床医疗系，嘉定镇街道社区卫生服务中心全科副主任医师，长期从事临床一线工作，擅长社区常见病、多发病的诊治。

11. 你知道心脏最怕什么吗

人的心脏是一个不知疲倦的动力泵，只要生命不息，它就跳动不止。同时，人的心脏又是一个"娇贵"的器官，需要我们的小心呵护。然而日常生活中的很多小的细节，如不注意都会导致心脏病的发生。

（1）过量运动。我们也许都是"周末战士"，平时忙于应付工作完全不做运动，到了周末又可能过于投入，开始剧烈的高强度运动，伤害自己，最终被迫放弃全部运动。对于运动，明智的做法是从低强度的规律性运动开始，让自己慢慢坚持下来，循序渐进、持之以恒才最重要。

（2）过度熬夜。古人的生活习惯是日出而作，日落而息，与自然界的周期相吻合。然而现代人经常熬夜到子时以后还不休息，这样就等于只有释放，没有储存，心脏得不到应有的休息和营养。我们要养成健康的生活习惯，生活要有规律，避免过度劳累，尽量不要熬夜。

（3）过量烟酒。烟草中的烟碱可使心跳加快，心脏耗氧量增加，血管痉挛，血小板的粘附性增强。过量的酒精摄入会降低心肌的收缩能力，加重心脏的负担，促进动脉粥样硬化病变形成。吸烟饮酒者患心脏病的比例要高出普通人两倍。

（4）过度压抑。平时感觉有压力吗？有焦虑愤怒吗？有心情低落吗？这些负面情绪都会对心脏造成伤害，那么应该如何应对这些危害心脏健康的情感呢？如果把这些情感压抑在内心深处会造成更大伤害，找个关心自己的朋友，聊一聊问题、困惑、疑虑，也许会很有帮助。必要时，可寻求心理医师的帮助。

（5）过量饮食。研究显示长期饱食是心脏病的主要风险因素之一。高糖、高脂肪、高油脂的食物会带来很多能量，但是很少有身体所需的各种营养素。长期过高的能量摄入会导致代谢紊乱，引发多种疾病。多摄入一些营养丰富均衡的食物，如蔬菜、水果、燕麦、海鲜、鸡蛋、瘦肉、不含盐的坚果、脱脂或低脂牛奶，都是不错的选择。

（上海市徐汇区斜土社区卫生服务中心　章　慧）

上海市徐汇区斜土街道社区卫生服务中心,是"全国示范"和"全国群众满意"社区卫生服务中心。近年来创新探索了"家庭健康评估""全科医患沟通教学门诊",致力于建设研究型社区卫生服务中心。

12. 预防心脑血管疾病的 14 个字

心脑血管疾病包括冠状动脉粥样硬化性心脏病、心肌梗死、脑动脉硬化、脑梗死、脑出血等疾病,是如今危害我国民众生命健康最严重的疾病。

心脑血管疾病固然可治,或是溶栓,或放支架,或是"搭桥",但风险甚大,且非根治之法。故对此类疾病,预防方是上策。

心脑血管疾病,病源在于血管,在于动脉粥样硬化。动脉粥样硬化之由来,实是血液中脂类物质含量过高所致。《中国居民膳食指南》强调控制烹调用油,要求每人每天烹调用油应不超过 30 克。实则我国民众如今生活改善,菜肴丰富,烹调用油大增,一般都在 50～60 克。故欲预防心脑血管病,首要之事便在控制脂肪的摄入。

高血压与动脉粥样硬化是互为因果的两个疾病。近年的研究注意到高血压的发生与盐摄入过多有关。我国民众口味多重,食盐量超标许多。《中国居民膳食指南》明确提出"提倡淡食"的意见。希望每人每日盐的摄入量不超过 6 克,实则我国民众每人每日摄入盐之量高达 10～16 克之数。高血压不但加重动脉粥样硬化,更是脑出血的直接病因。故控制盐的摄入在我国实应大加提倡。

关于动脉粥样硬化,近年的研究进一步揭示了其成因,首先是与动脉血管的内皮损伤有关。导致血管内皮损伤的因素甚多,吸烟则是其中一个十分重要的原因。吸烟者的动脉粥样硬化来得早、来得重,烟雾中的尼古丁还能使冠状动脉痉挛,可以直接诱发冠心病发作。所以控烟乃是预防心血管病极为重要的一环。

所谓酒能扩张血管,不过事实上饮酒也只能扩张面部的一些毛细血管而已。过量饮酒使心跳加快、心律失常、血压升高,引发脑出血之事屡见不鲜,故控酒,亦是预防心脑血管疾病的重要环节之一。

近年我国糖尿病患者增多,糖尿病患者的糖代谢紊乱,也必将导致脂肪的代谢紊乱,引发动脉粥样硬化。可见欲预防心脑血管病,必先预防糖尿病。而预防糖尿病之法,专家已经给出了"管住嘴,迈开腿"六个大字。

如此看来,欲预防严重危害我国民众健康的心脑血管病,还得从生活中的一些"小事"做起:控油、控盐、控饭量,控烟、控酒、多运动。如能真正做到这14个字,相信是可以远离心脑血管病的。

(复旦大学附属中山医院　杨秉辉)

13. 冠心病患者的夜间自我保健

医学专家按照时间生物学的研究方法,发现冠状动脉粥样硬化性心脏病(冠心病)发作的可能性从傍晚18点开始升高,晚17点到21点是该病最容易发作的一段时间,冠心病易在这段时间发作,主要有5个方面的原因:

(1)一般家庭晚餐较丰盛,冠心病患者饱餐后胃肠膨胀,膈肌上抬,会使呼吸困难;为消化过多的食物,需要更多的血液供应消化系统,使冠状动脉供血减少,易诱发冠心病的发作。

(2)晚上看电视或其他原因引起情绪激动,交感神经兴奋,血液中的一种名为"儿茶酚胺"的物质增加,引起血压升高,冠状动脉痉挛,诱发冠心病。

(3)睡前吸烟,香烟中所含的尼古丁可使动脉血压增高和心率加快,增加心肌耗氧量。香烟燃烧所产生的一氧化碳会增加碳氧血红蛋白的水平,能阻止心肌氧的供应,加重心肌缺血缺氧,因而诱发冠心病和猝死的发生。

(4)寒冷的冬夜能使交感神经兴奋,冠状动脉痉挛,诱发冠心病发作。

(5)人在晚上入睡后,血压比白天约降低20%。部分患者在睡前服降压药,血压进一步下降,以致血流缓慢,心脏供血不足,易诱发冠心病。

了解了冠心病发作的诱发因素,患者就必须加强自我保健,以减少冠心病发作。其主要措施为:合理饮食,晚餐勿过饱,以八分饱为宜。限制看电视时间,尽量不看紧张、刺激的节目。晚上尽量不要提不愉快的事,更不要与人争吵。睡前不宜吸烟。要有一个安静舒适的睡眠环境,睡眠时避免穿过紧、过小、过硬的睡衣,手不要压迫胸部,亦不要蒙头而睡以免影响呼吸、血循环障碍。注意保暖,但夜间也不宜紧闭门窗,应保持室内空气流通。患者夜间不宜独居一室,床头应自备急救药盒以防发生意外。

(上海市徐汇区徐家汇街道社区卫生服务中心　徐光铮)

— 专家简介 —

徐光铮

　　徐光铮，上海市徐家汇街道社区卫生服务中心全科副主任医师。国家二级心理分析师。多年来从事社区慢性病管理与治疗、健康档案和社区健康宣教等工作。

14. 心脏病急性发作的家庭处理

　　常见的心脏疾病包括心力衰竭、冠心病、心律失常、心瓣膜疾病。心脏病多为慢性疾病，但急性发作时病情多较为严重，且时间急迫，患者本人及家属应熟知病情，学会识别心脏病的急性发作，并在等待救护车过程中做一些及时的处理，这些都有利于患者能被安全平稳地送至医院，并第一时间获得有针对性的诊疗。

　　首先，患者及家属应熟悉患者所患心脏病的具体名称，有无心律失常，心功能的情况，有无高血压、糖尿病、高脂血症等基础疾病，目前的治疗方案，了解目前所用药物的主要治疗作用和可能的不良反应，了解何时需要随访，并知晓日常活动中应注意什么。

　　出院前，患者及家属要向医师了解清楚以上内容，回到家中应及时与所在社区的全科医师联系，以便医师在患者日常康复中进行随访，一旦出现心脏急性发作，全科医师可快速反应，及时抢救。

　　此外，患者及家属最好保留一些较为重要的病史资料，如心电图、心超、运动平板试验、冠状动脉造影记录。注意心电图应保留图形记录，以便医师前后对比。这些资料应保存在固定且容易找到的地方，以便紧急情况下立即拿到。

　　心脏病患者在家中或随身应备有必要的急救药物，如冠心病患者应备有硝酸甘油，药物应该置于唾手可得的地方，注意药物存放的环境和有效期。

　　心脏病患者单独外出时宜随身携带一份"生命绿卡"，上面写有患者姓名、年龄、住址、血型、主要患有的疾病、药物禁忌、家属联系电话，以便在紧急情况下使用。在家中电话机旁显眼位置上写上心脏病急性发作时需要使用的电话号码，包括急救中心、社区全科医师、紧急情况下需通知的家属。

　　心脏病患者一旦在家中出现心脏病的急性发作，家属首先应保持镇静。根据患者当时的情况和既往心脏病病情做出初步判断，并给予急救药物，如不能缓解，立即与全科医师或急救中心联系。等待救援人员到来的同时密切观察患者的病情变化：如胸痛、脉搏、心律、心率、血压(如家属会测血压、心率)等，同时备好患者的心脏病病史资料、身份证、医疗卡、社会保障卡和现金等必需物品。

（复旦大学附属中山医院　潘志刚）

—— 专家简介 ——

潘志刚

潘志刚，复旦大学附属中山医院全科医学科主任，主任医师，博士生导师。中华医学会全科医学分会常委。海峡两岸医药交流协会全科医学分会副主任委员。《中华全科医师杂志》等编委。从事全科医学医、教、研工作20余年。

15. 急性心肌梗死的社区康复

众所周知，国人心血管疾病的发生率逐年上升，其中又以冠心病急性心肌梗死最为常见。一个患者在急性心肌梗死后做了冠脉搭桥或放置支架后，将面临医疗、康复、社会和心理诸多问题，单凭心脏专科医师或某一方面人员很难解决这些问题，所以必须建立患者、家庭成员以及由全科医师、护士、康复治疗师、心理工作者和社区人员组成的康复治疗模式。

全科医师会将本社区范围的心脏病患者尤其是手术后的心脏病患者登记造册，根据每个患者的病史，已进行过的治疗措施、同住家庭人员背景、目前的生活自理能力、精神状态、个人及家庭的需求一一进行分析、评估，再会同康复理疗师、社区人员、护士在一起，制定系统的康复训练计划。

在社区的维持性康复对患者体力的恢复和生活质量的提高更有益处，出院后患者多数能按照运动处方进行康复锻炼，因此多数患者的体力得到了恢复，不但能参加一般的家务劳动，还能重返工作岗位，性生活也得到了恢复，逐步成为生理和心理都健康的正常人。

心血管疾病的很多诱发因素是由不良的生活习惯和生活方式引起的，如高脂高糖的饮食、不规律的作息制度、精神紧张、缺乏运动等。心肌梗死的患者在搭桥或支架术后仍需要规律的生活方式、健康的饮食及适当的运动以避免再次心肌梗死。所以全科医师应该发动社区的居民广泛参与，既帮助一般人群预防，又可以帮助心脏病患者建立健康的生活方式，促进术后的康复。

全科医师应经常与社区的心脏病患者及其家属进行沟通，听听他们在康复实施过程中碰到哪些困难，如不能坚持康复训练的原因是什么，以便及时修正。

并在实施训练过程中,应让他们明白项目中的哪些是患者自己能做和可以学会做的;哪些应该在医技人员的培训和指导下,提高了技能以后能做好的;哪些必须要在专业人员的监督下才能做好。并在项目执行了一段时间后,专业医技人员应帮助他们进行总结和评估训练项目成败的原因,便于在下阶段的康复中做得更好。

社区全科医师掌握了各级医疗机构和专家的专长、联系方式,当康复训练过程中,患者病情有反复或变化时,除了及时施予治疗外,还能将患者适时转诊。

(复旦大学附属中山医院　祝墡珠)

— 专家简介 —

祝墡珠

祝墡珠,复旦大学上海医学院全科医学系主任。中华医学会全科医学分会前任主任委员;海峡两岸医药卫生交流协会全科医学专业委员会主任委员;上海医学会全科专委会名誉主委。世界家庭医生组织(WONCA)亚太地区常委。长期从事全科医学临床、科研和教学、科普工作。

16. 如何吃掉"三高"

"三高"是高血压、高血糖(糖尿病)和高脂血症的总称。"三高"与饮食习惯密切相关,是社会发展过程中派生出来的"富贵病"。既然"三高"与饮食相关,能否通过饮食,而不是药物把它控制回去呢? 这个想法非常好而且可行。

世界卫生组织在加拿大维多利亚召开的国际心脏健康会议上发表的"维多利亚宣言"中提出的"合理膳食"口诀,对于我们如何通过"吃"控制"三高"提出了非常实用的可操作性建议。除了常规的戒烟、限酒、限盐建议外,还提出了十字口诀。"一、二、三、四、五"和"红、黄、绿、白、黑"。

"一、二、三、四、五"代表什么意思?

"一"指每日饮 1 袋牛(豆)奶(酸奶),主要目的是补钙;"二"指每天碳水化合物(主食)250~350 克,相当于主食 6~8 两,糖尿病患者的主食量,在医生指导下进行;"三"指每日进食 3 份高蛋白质食品:瘦肉 50 克,或鸡蛋 1 个,或鸡鸭肉 100 克,或鱼虾 100 克;"四"指四句话:不甜不咸,有粗有细,三四五顿,七八成饱;"五"指每日进食 500 克蔬菜和水果(400 克蔬菜＋100 克水果)。

那么,什么是"红、黄、绿、白、黑"呢?

"红"指每日可饮红葡萄酒 50～100 毫升,它可软化血管内皮,预防动脉粥样硬化,但糖尿病患者在服用格列齐特、格列吡嗪等磺脲类药物时不能饮酒。可进食 1～2 个西红柿以达降脂作用;"黄"指黄色蔬菜,如胡萝卜、红薯、南瓜、玉米等,每天食用 1～2 种;"绿"是指绿茶和芹菜等深绿色蔬菜;"白"指原味燕麦片(粉),每日食用 50 克燕麦片,有助于降低高血脂,对降低高血糖效果更佳;"黑"是指黑木耳,每天食用黑木耳 10 克,可帮助清除体内垃圾,降低血黏度及血脂,有助于预防血栓形成。

(上海市浦东新区三林社区卫生服务中心　熊翔凤)

—— 专家简介 ——

熊翔凤

熊翔凤,上海市浦东新区三林社区卫生服务中心全科副主任医师,国家四级公共营养师,多年从事全科临床医疗及社区健康教育及健康促进工作。

17. 得了脂肪肝,吃点"他汀"药就没事了吗

王经理是一名销售公司的中层干部,人到中年,体检发现患有"脂肪肝",他听同事讲:吃一种"他汀"药,脂肪肝就会好了。其实,临床常见的"脂肪肝"是指包含一组与肝脏脂肪过度沉积相关的疾病。目前认为"脂肪肝"是代谢综合征(以肥胖、高血糖、血脂异常以及高血压等为主要表现)在肝脏的病变特征。因此,脂肪肝的长期危害在于对心脑血管的影响,不容临床上忽视。脂肪肝不是吃点"他汀"这么简单,而是应给予积极的非药物和药物干预。

首先要去除诱因,停用导致脂肪肝的药物如四环素、巴比妥等;如有糖尿病要积极治疗,有效控制体重对改善肝损害起关键作用。

在各国的脂肪肝诊疗指南中,运动疗法(推荐有氧和耐力训练)为主的生活方式改变被列为第一条建议。要做一些适合自己的体育锻炼和户外活动,如慢跑、中快速跑、骑单车、跳舞、游泳等;运动时心率至少达到 100 次/分以上,不超过"180-年龄"为宜;运动持续时间至少 30 分钟,每周运动 3～5 天。

第三是饮食治疗。要严格限制脂肪和糖的摄入,宜用植物油或含长链不饱和脂肪酸的食物;每天保证一定量优质蛋白质,如豆制品、瘦肉、鱼等。保证新鲜蔬菜,尤其是绿叶蔬菜供应。

同时有血胆固醇增高、甘油三酯增高者,可在医生指导下选用 1～2 种降脂

药物,如他汀类药、血脂康、烟酸肌醇等。合并 2 型糖尿病、糖耐量损害、空腹血糖增高以及内脏性肥胖者,可考虑应用二甲双胍和噻唑烷二酮类药物,以改善胰岛素抵抗和控制血糖。

多数脂肪肝是可逆性病变,只要注意合理饮食、增加体育锻炼、适当减轻体重,并配合一些降脂药物治疗,其预后都是良好的。

(上海市徐汇区中心医院　曲　毅)

18. 什么是中风

中风的名称很多,又称为急性中风、脑血管意外、脑卒中。由于这个病来势较快,病势险恶,变化多端,犹如自然界的风一样"善行多变",所以,古代医学家把这病称为"中风"。而"卒中",其中的"卒"即突然的意思,也是说这种病的发生较突然的意思。另外,这种病由于它的发生是脑血管出了毛病,因此又叫脑血管意外。

中风是大脑血液循环系统病变所致的脑功能障碍。中风往往起病急、病情重,是严重的血管病,也是常见的致死和致残原因之一,因此需要重点防治。那么为什么会发生中风呢? 要回答这个问题,我们首先要对大脑及其血液循环有个大致的印象。

脑的形态大体上分为端脑、间脑、中脑、后脑(包括脑桥和小脑)以及延髓五个部分,端脑就是我们常说的大脑,其余部分除小脑外通常称为脑干。脑的功能非常复杂,脑干是控制呼吸、循环的生命中枢,因此脑干受损常常会危及生命;小脑主管机体的平衡;覆盖在大脑最外面的一层是大脑皮质,是掌管人体各种功能的最高级中枢,分为多个功能区,如语言、感觉、运动等。

大脑的血液供应由两个系统组成: 颈内动脉系统和椎基底动脉系统。其中颈内动脉分支中最大最重要的一支是大脑中动脉,它供应包括内囊在内的深部脑组织;到大脑表面后分出数条皮质支供应大脑半球部分区域,该区域内有躯体运动、感觉和语言中枢。因此,大脑中动脉及其分支如果发生阻塞,对机体的功能有严重影响。

人脑的血液供应非常丰富,每分钟约有 1 000 毫升富含氧和葡萄糖的循环血液流经脑。脑组织本身几乎没有能量储存,需要连续地由血液供应氧和葡萄糖。若阻断脑血流循环 6 秒钟,神经代谢即受影响;阻断 2 分钟,脑电活动停止;阻断 5 分钟则开始发生脑组织损害。当供应脑的血管发生病变,或由于颅内外其他因素的变化致使脑血流减少或中断造成脑缺血或缺氧时,可导致脑神经细胞的缺氧、水肿或坏死,在临床上出现相应的症状,这就是脑血管意外,通常称为中风。中风不是一个单一的疾病,而是一类疾病的总称。中风的表现取决于受累血管所供应的脑组织的功能及病变严重程度。

(复旦大学附属中山医院　祝墡珠)

19. 腔梗即脑梗,不可大意

心梗(心肌梗死)、脑梗(脑梗死),人们多有知晓,而且深知其危害。因心脏与大脑乃人之生命中枢,是受不得半点损害的。而"腔梗"似乎指向不明,而且有人被诊为腔梗之后,似乎无多大异常表现,甚至或许以为老年人皆是如此。

腔梗即"腔隙性梗死"之简称。是脑部动脉血管末端、直径小于 400 微米的、深入脑实质中的"深穿支",因高血压、动脉粥样硬化所造成的阻塞,形成脑组织中微小的、一般直径小不超过 15 毫米的梗死区域。梗死部位的脑组织坏死,坏死组织被吸收后形成小的腔隙,作 CT 或磁共振检查便被发现,故称之为腔隙性梗死。由于梗死区域较小,若不涉及肢体运动的神经中枢也可以没有明显的症状表现出来。

腔梗的本质即是脑梗,不过是"微小的"脑梗罢了。其发生的机理与脑梗相同,而且据统计约 1/3 的腔梗患者在 2 年内会发生"大的"脑梗。所以腔梗实在是脑梗的前奏。

腔梗有时确无明显的症状,但细心体察也并非全无症状。眩晕、记忆力减退、面部或上肢的轻瘫或麻木、吞咽不畅、饮水呛咳、一时性失语、单侧下肢无力等皆有可能与之有关。及时做 CT 或核磁共振检查可以确诊。

腔梗的患者生活宜轻松、饮食宜清淡、心态宜平和,应戒烟,少饮酒,可以作适度的活动,但不可劳累,肢体活动不利索的需防跌倒。

腔梗因高血压与动脉粥样硬化而起,故控制高血压与高胆固醇,尤其是高"低密度脂蛋白胆固醇"(俗缺坏胆固醇)尤为重要。高血压者宜作血中同型半胱氨酸检查,若过高,加服叶酸片,可有利于改善。从预防腔梗而言,血压以控制在 130/80 毫米汞柱为宜,并不强求降得过低,但对于低密度脂蛋白则以降得更低些好,尤其在伴有糖尿病的患者之中。

阿司匹林有抗血小板聚集的作用,因此能预防血栓形成,其在预防心梗、脑梗包括腔梗中的作用是肯定的。由于是预防性用药,所以应该长期服用,在腔梗患者中可以说应终身服用,当然有出血倾向者不宜。对应用阿司匹林的腔梗患者还需强调的是:应先控制血压至 150/90 毫米汞柱以下,避免了血压过高、引发脑出血的风险,再使用阿司匹林方属安全。

总而言之,腔梗即脑梗,是不能大意的。

(复旦大学附属中山医院 杨秉辉)

20. 慢病急性发作,如何院前急救

慢性非传染性疾病是指长期的、不能自愈的、几乎不能被治愈的疾病,当前临床主要指心脑血管疾病、恶性肿瘤、糖尿病、慢性阻塞性肺病等疾病。

冠心病的急救:心绞痛者立即停止体力活动,就地休息,立即舌下含化硝酸甘油或消心痛(硝酸异山梨酯)1片。如未缓解,隔5~10分钟再含化一次。连续3次含化无效,胸痛持续15分钟以上者有发生心肌梗死的可能,应立即送医院等急救场所。胸部不适,呼吸困难,尤其伴有大汗、濒死感时,要高度怀疑发生了心肌梗死,应立即送距离最近的、有条件的医疗机构,并含化硝酸甘油,保持通风和吸氧,如无禁忌证,立即口服阿司匹林300毫克。

冠心病的治疗:手术治疗(冠状动脉搭桥术)是从患者自身其他部位取一段血管,然后将其分别接在狭窄或堵塞了的冠状动脉的两端,使血流可以通过"桥"绕道而行,从而使缺血的心肌得到氧供。手术治疗创伤较大,但疗效确切。介入治疗是一种心脏导管技术,是通过大腿根部的股动脉或手腕上的桡动脉,经过血管穿刺把支架或其他器械放入冠状动脉里面,达到解除冠状动脉狭窄的目的。介入治疗创伤小,效果确切,风险小。

脑卒中院前急救应控制在60分钟内,做好院前急救60分钟比院内抢救更关键。突发脑卒中时家庭急救:首先,在患者倒下处就地抢救,若必须移动时切记不要对患者摇晃和前后弯动头部。保持仰卧,头部略向后,不要垫枕头。其次,患者呕吐时,脸朝向一侧,让其吐出,以防堵塞气道。患者抽搐时,迅速清除周围有危险的东西。用手帕包着筷子放入口中,以免咬伤舌头。另注意保持室内温暖,注意空气流通。

(同济大学附属上海市东方医院 江 华)

21. 脑卒中的快速识别 FAST 原则

脑卒中又称"中风""脑血管意外",是一种急性脑血管疾病,是由于脑部血管突然破裂或因血管阻塞导致血液不能流入大脑而引起脑组织损伤的一组疾病。在我国,脑卒中作为一个发病率高、致残、致死率高的疾病,让人闻风丧胆。所谓

知己知彼,百战不殆。脑卒中也是可以有效预防和治疗的。若我们在日常生活中积极进行有效的筛查、预防和治疗,将大大降低此类疾病的发生、发展,避免严重并发症发生。

快速识别——FAST 原则:"FAST"是国际上快速识别中风的方法,简便有效。FAST 就是 4 个英语单词的开头字母。

F 面部(face):请患者微笑,观察一下面部是否没有表情、僵硬,或者眼睑、嘴角下垂。

A 上肢(arm):请患者举起双手,将双臂抬高平举,观察一侧手臂是否无力而下垂。

S 言语(speech):请患者重复一个简单的句子,辨别发音是否清晰、语句是否准确或者是否能流利对答。

T 时间(time):当出现上述三种情况中的任意一种时,需要立即就医,及时拨打 120,准确记录发生时间,并告知接诊的医生和护士或者急救人员。

这组方法非常实用,能够早期发现脑卒中,使患者在短时间内得到及时的治疗,避免严重后果发生。

脑卒中的危险因素可分为可干预性和不可干预性:不可干预因素包括种族、家族遗传、性别、年龄等,都是与生俱来,无法改变的;而可干预的部分,包括不良的生活方式,如吸烟、高能量高胆固醇的饮食,高血压、糖尿病、肥胖、缺乏锻炼等因素,都是可以通过行为或药物治疗改变的。"接受不能改变的,改变能改变的",让我们从细节处着手,一同筑起脑卒中的防线!

(上海市杨浦区大桥社区卫生服务中心 孙 洁)

22. 中风患者的语言康复

失语,也就是语言障碍,是中风患者的常见症状。众所周知,语言障碍严重影响患者的人际交流,影响患者的身体和心理康复。所以积极治疗原发病,同时给予语言功能训练,改善患者的语言功能,对于中风患者的康复十分重要。

目前认为语言障碍的康复治疗越早越好,一般在病后 3 个月内恢复较快,一年以后则恢复较慢。功能康复训练包括发音、短语、会话、朗读、文字辨识、指出物品名称、执行命令以及图片、实物配对练习等。

失语可分为运动性失语和感觉性失语。运动性失语又称表达性失语,指患者并无咽、喉及舌肌的瘫痪,但不能言语或只能讲一两个简单的字,对别人的言语及书写的文字能理解,而要读出来却有困难;常呈电报式表述,但用词一般不错。对于这类患者,可从简单的发音开始,从单音节到双音节再到多音节,从单字到词再到短语等循序渐进地进行训练。同时配合手势、文字、图画、表情等方法,以提高交流效果。

感觉性失语,又称听觉性失语,指患者发音正常,有说话的能力,但不能理解别人及自己的语言。双方无法通过语言进行有效的沟通。感觉性失语症患者的训练要比运动性失语困难些。可运用视觉逻辑法、手势方法进行训练。如给患者端上脸盆,放好毛巾,并对患者说"洗脸",患者虽不理解"洗脸"二字之意,但从逻辑上他会理解你是让他洗脸。如此反复多次进行,久而久之就会使语言与视觉结合,语言功能得以恢复。手势方法即家属或陪护人用手势与语言结合的方法来训练患者。如让患者"吃饭",训练者拿筷子以吃饭的动作多次示范,患者很快就会理解,从而主动拿筷子吃饭。生活中的许多物品和日常用语都可以通过这种方法教会患者,慢慢地患者的词汇丰富了就能与他人较好地进行语言交流了。

可以邀请一些亲朋好友来家中走走,创造条件让患者接触外界的人和事物,经常有新的信息刺激患者的大脑,促进患者与他人进行交流。但要注意,来访者不宜过多过杂,相互谈话时应充分考虑到患者的理解能力和表达能力,避免健康人之间交谈热烈而把患者冷落在一边的情况。

(复旦大学附属中山医院　江孙芳)

23. 脑卒中后怎样进行居家康复训练

脑卒中大多数发生在中老年人,其中80％的患者往往遗留有不同程度的残疾,需要家庭照顾,因此居家康复锻炼就显得尤为重要。如何能够帮助患者恢复,家属能够做些什么? 我们可以参照以下三点:

(1) 吞咽功能康复锻炼指导:对吞咽功能障碍的患者,轻度障碍可用汤匙每次将少量食物送至健侧舌根处,让其吞咽。中度障碍可先喂一勺温开水,以试验他的吞咽功能,如吞咽顺利,可先喂 1/4 稠粥至健侧后方,指导患者用舌搅拌食物,抬起舌头,舌顶上腭,教他先有吞咽意识后做吞咽动作,完全咽下食物后停一会儿,先检查口腔再喂 1/2 勺稠粥。如发生呛咳时,应暂停进食,呼吸完全平稳时再喂食物。

(2) 语言功能康复锻炼指导:应早期对失语患者进行语言训练,意识清楚者当天即可开始。先从一教起,然后是单词、单句教;要经常与他交流,问简单的问题,给他听音乐,认人、认数,做简单的加减法,以锻炼其语言功能。

（3）肢体功能康复锻炼指导：卧位时可做立膝，骨盆扭动和骨盆上举；使两膝轻轻立起，臀部上举，瘫痪侧下肢可在小腿部给以辅助。随着肌力的增强膝部轻轻屈曲，深立膝，双膝靠拢使膝部向左右交替倒下，锻炼时间可根据患者具体情况而定。长期卧床、高龄、一般情况差者，应慢慢扶持坐起，每次进食时要靠背坐起 30～40 分钟，逐渐增加坐起时间。能坐稳者可练习床边站立，同时练习平衡。完成立位平衡后，可练习握住床栏杆起立，其目的是增强健腿肌力，同时也锻炼了移动身体时的平衡功能。练习步行时，开始要专人扶持步行，每次 50 步，每日上下午各 1 次，逐渐过渡到持杖步行。

康复锻炼是一个长期持久的训练，需要家属和患者共同努力，坚持不懈，终会见成效。

（上海市徐汇区徐家汇街道社区卫生服务中心　朱婷芳）

—— 单位简介 ——

上海市徐家汇街道社区卫生服务中心是徐汇区-中山医院医联体成员单位，市社区教学基地。开展家庭医生签约制服务，在社区医疗、慢病管理、人才培养、学科建设等方面取得优异成绩。荣获"全国百强"、上海市优秀示范社区卫生中心。

24. 普通感冒和流感是一回事吗

秋冬时节，气温冷热不均，早晚寒凉，这样的天气最易引起感冒。加之平日工作劳累、衣物添加不及时就更易发生。我们平常所说的感冒其实分为两类：一种是普通感冒，另一种是流感，不少人可能并不清楚两者的区别。它们虽然都是由病毒感染引起的，但两者并不是相同的疾病，其症状和治疗也不完全一样。

普通感冒又称"伤风"，好发于秋冬时节，但春、夏两季也可发生。其"罪魁祸首"大多是病毒，不同季节致病病毒并非完全一样。常见的有 5 种：包括呼吸道合胞病毒、鼻病毒、腺病毒、冠状病毒和副流感病毒。普通感冒主要表现为鼻塞、流涕、清咳、咽喉不适；全身症状较少出现，5～7 天即可自愈。

流行性感冒（简称流感）是由流感病毒（可分为甲、乙、丙三型）引起的急性呼吸道感染。这是一种传染性极强、传播速度极快的疾病。典型的表现是：急起高热（体温常高于 38.5 ℃）、全身肌肉酸痛，伴有显著乏力，而呼吸道症状较轻微。流感在婴幼儿、老年人以及原有心肺基础疾病的患者易并发肺炎等严重并发症,如不及时治疗,甚至可导致死亡。

由于流感危害性较大,故早期将其"识别"出来很有必要。如果短期内身边出现大量的高热患者,同时伴有严重的全身症状,要警惕流感发生。患者需要前往医院作进一步检查,抽血化验白细胞总数不高或偏低,淋巴细胞相对增加;有时拍胸片可显示单侧或双侧肺炎,严重者甚至可出现胸腔积液;血病毒特异抗原及相关检查有助诊断,从痰中分离出流感病毒能明确诊断。

通常说来普通感冒无须用药,多饮水,保持室内通风换气,给予充足的休息及均衡的营养即可;如鼻塞、流涕症状较重,可适当服用板蓝根、感冒清等中成药进行调理。而明确流感的患者,应及时隔离并就医。出现高热头痛,应给予解热镇痛剂;咳嗽者服用止咳剂;中毒症状较重者,可适当使用抗病毒药物,酌情输液。老年人等免疫力低下的高风险人群,建议在每年秋冬季流感高发期前预防性注射流感疫苗。

(上海长海医院　竺易君、韩一平)

—— 专家简介 ——
韩一平

韩一平,上海长海医院全科医学教研室主任暨呼吸内科主任医师、教授,博导。上海市医学会全科医学分会委员、海峡两岸医药交流协会全科专业委员会常务委员、上海市抗癌协会肺癌分子靶向与免疫治疗专业委员会常务委员、上海市抗癌协会胸部肿瘤专业委员会委员。

25. 感冒后需要做的八件事

普通感冒又称急性鼻咽炎,简称感冒,俗称"伤风",是急性上呼吸道病毒感染中最常见病种。潜伏期1～3天不等,随病毒而异,肠道病毒最短,腺病毒和呼吸道合胞病毒较长。起病突然,临床表现以鼻塞、打喷嚏、流涕、全身不适和肌肉酸痛为其特征。感冒多属自限性的,如无并发症,病程4～10天。感冒虽然不是什么大病,但持续不断的症状却让很多人坐立难安。做到以下几点,能适当缓解不适。

饮食宜清淡稀软。因感冒患者脾胃功能常受影响,稀软清淡的食物易于消化吸收,可减轻脾胃负担。热汤和热粥都是不错的选择。几百年来都流传着"鸡汤治感冒"的说法,这其实还是有道理的,热气有助于鼻腔黏液的流动,可加强体内排除病菌。

睡觉就是最好的感冒药,每天一定要保证 8 小时睡眠,保留体力,也可避免一些并发症。

每天保证喝 2 000 毫升的水,可以补充感冒时所流失的体液,还有利于稀释血液中的毒素,加速体内有害杂质的排出,从而减轻感冒的症状,缩短病程。

适当补充维生素 C,多食用富含维生素 C 的水果,如橙、橘子、猕猴桃、柠檬等,不仅能消除口腔的不适感,还能起到缓解感冒症状的作用。

室内环境要保持空气清新,经常开窗通风换气。感冒的人呼出来的气体都带有病菌,如果不开窗通风把这些病菌排除去,很容易对患者本身造成二次感染,加重病情。

感冒时最好别吃奶酪等难消化的奶制品,但是可以适当喝些牛奶。同时忌辛辣、刺激性强的食物,并远离香烟。

服用非处方药,如对乙酰氨基酚、止咳糖浆等,都能有效减轻感冒的症状。但如果感冒症状加重,应及时就医。

(上海市徐汇区斜土街道社区卫生服务中心　吴春霞)

26. “老慢支”的特殊训练

“老慢支”是老年性慢性支气管炎的简称,是冬季中老年人的常见病,严重者可并发肺气肿、肺源性心脏病等。“老慢支”有特殊训练,你了解吗?

首先是咳嗽的训练。可能很多老慢支的患者会不服气,“我都咳了那么久了,还不会咳嗽?”其实咳嗽是要讲方法和效率的,无效咳嗽不仅消耗体力,而且容易引起呼吸困难。掌握有效的咳嗽能促进分泌物引流,缩短病程。训练时可以按以下步骤进行:缓缓吸气,同时上身向前倾;咳嗽时腹肌收缩,腹壁内收,一次吸气,连续咳 3 次;停止咳嗽,缩唇将余气尽量呼尽;再缓慢吸气,或平静呼吸片刻,准备再次咳嗽。

学会了咳嗽,再来看看“特殊呼吸法”。

(1)腹式呼吸:就是呼吸时肚子隆起,而不是胸部隆起。训练时全身肌肉放松,经鼻吸气,从口呼气,呼吸要缓、细匀。吸气时把右手放在腹部肚脐处,左手放在胸部。把腹当作皮球,用鼻吸气使腹部隆起,略停一两秒后,经口呼出至腹壁下陷。每分钟大约有五六次即可。一般每日两次。熟练后增加次数和时间,并在坐位或立位随时进行锻炼,最后成为日常的呼吸习惯。

(2)缩唇呼吸:在嘴唇半闭时吸气,呼气时嘴呈缩唇状,类似于吹口哨的嘴型。缩唇大小和呼气流量,以能使距离口唇 15～20 厘米处蜡烛火焰随气流倾斜,不致熄灭为适度。

（3）全身性呼吸体操锻炼或气功锻炼：在缩唇-腹式呼吸结合的基础上,结合扩胸、弯腰、下蹲等体操动作,可进一步改善肺功能和增强体力。

根据情况还可以增加一些运动锻炼,常见的有：下肢肌肉锻炼：包括步行、跑步、爬楼梯、骑自行车等；上肢肌肉锻炼：包括握拳、举重、掷球等；全身锻炼：包括逛超市、扫地、种花等家务,各种传统的体育锻炼、游泳和康复操等。其中气功、太极拳是我国特有的运动方式,不仅能调整患者呼吸比,还能缓解紧张、焦虑情绪,不失为全身锻炼的有效方法。

（上海市普陀区长风街道长风社区卫生服务中心　王海洁）

27. 慢阻肺患者如何安全过冬

生活实例

　　刘大爷年轻时抽烟十分厉害,大约 8 年前开始每年咳嗽、气喘,被诊断为"慢阻肺"(慢性阻塞性肺疾病),后来不得不把烟戒了。也不敢去找老朋友们打麻将,因为那些"麻友"都是烟民,他受不了。除了尽量自我保护外,刘大爷每年最害怕的就是秋冬季。进入秋冬季,由于冷空气刺激、空气质量下降等原因,病毒、细菌容易侵入呼吸道,引起呼吸道感染而导致慢阻肺急性加重。

那么慢阻肺患者如何才能安全度过冬季?

（1）要养成良好的生活习惯,如避免主动和被动吸烟,秋冬季出门戴口罩,以减少有害粉尘、烟雾或气体吸入,还要注意厨房烹饪时的油烟。当室外空气质量差时,应尽量减少在室外的时间。平时生活中还要注意保暖,同时避免接触伤风的患者,预防感冒。

（2）平时要注意增加营养,多食用牛奶、鸡蛋、鱼、肉、水果、蔬菜等,以提高抵抗力。另外,秋冬季天气干燥,慢阻肺患者还应该多补充水分,呼吸道滋润,痰就没那么黏稠,有利于排痰。

（3）要多运动,增强体质。可以散步、游泳、打太极拳或跳广场舞等,根据自己的体力和喜好来选择不同的运动进行锻炼。但冬季空气质量不好时要减少户外运动。

(4) 避免反复呼吸道感染。专家指出,慢阻肺患者在秋冬季,最主要的就是预防呼吸道感染,每一次感染都会导致慢阻肺急性发作,而发作后患者的肺功能大多会较以前下降,即使经长时间治疗,也很难恢复到以前的肺功能状态。因此在秋冬季,慢阻肺患者一定要做好自我防护,应尽量避免慢阻肺急性发作。建议65 岁以上及 65 岁以下但肺功能(第 1 秒用力呼气容积占预计值百分比)小于50%的患者最好能够注射肺炎双球菌多糖疫苗,减少社区获得性肺炎的发生率。除此之外,患流感之后,免疫力下降,细菌乘虚而入会引起慢阻肺发作,所以应一年接种一次流感疫苗,最好是减毒疫苗。

(5) 定期复查肺功能对慢阻肺患者来说也十分必要的。

(上海市徐汇区徐家汇街道社区卫生服务中心　徐光铮)

28. 家庭氧疗，这些你都了解吗

生活中,我们经常会碰到一些人,爬爬楼梯就会出现气喘、胸闷、心慌等症状。于是,便有人说,他可能心脏或者肺不好导致缺氧,去医院吸点氧气就舒服了。那么,当人因疾病而长期处于缺氧状态时,难道每天都要去医院吸氧吗? 有没有便捷的方法呢? 有! 那就是家庭氧疗。

家庭氧疗,就是长期在家中自己通过氧气瓶或者制氧机给自己补充氧气,减轻缺氧和呼吸困难的症状,延缓疾病病程的进展,减少疾病的危害,延长生命。主要适用于慢性支气管炎、支气管哮喘、肺气肿、慢性阻塞性肺疾病、肺源性心脏病、慢性心功能衰竭、脑卒中后康复期、低氧血症等疾病。

目前,家庭氧气来源主要是氧气瓶和制氧机。氧气瓶可根据需要调节氧流量,但氧气瓶储氧量少,且需要反复到医疗单位补充氧气,不方便。家用制氧机使用方便,移动轻巧,能根据自身需求调节氧气流量,较为安全。一般情况下,多数患者需要吸氧流量≤2 升/分的低流量吸氧,吸氧时间一般>10 小时/天,而慢性阻塞性肺疾病的患者吸氧时间应>15 小时/天。需要特别注意的是,>2 升/分的氧流量会增加肺性脑病的风险。

当然,家庭氧疗也会出现一些不良反应,如:

(1) 黏膜损伤和呼吸道感染:常见于鼻咽部干燥,黏膜破损出血,氧疗装置污染导致感染。可通过氧气的湿化、定期清洗制氧设备预防。

(2) 氧中毒:可表现为胸骨下段不适、疼痛、呼吸增快、恶心、呕吐、烦躁、干咳等症状。应避免长时间、高浓度氧疗,并定期监测动脉血气。

(3) 肺不张：突然出现烦躁不安,呼吸频率、心率增快,血压升高,发绀、昏迷等症状时,提示可能吸入高浓度氧引起肺不张了。应鼓励患者经常改变吸氧姿势,深呼吸、多咳嗽,防止分泌物阻塞支气管。

因此,长期家庭氧疗必须在专业医生护士的指导下进行,定期门诊随访、监测病情的发展变化。只有医患之间共同努力,家庭氧疗才能"氧"出健康。

(上海市杨浦区殷行社区卫生服务中心　沈　菲)

— 单位简介 —

上海市杨浦区殷行社区卫生服务中心,是首批"全国示范"和"全国百强"社区卫生服务中心。近几年成功创建中国社区卫生协会培训基地、上海市住院医师规范化培训社区教学基地、上海市全科医师规范化培养社区基地。

29. 肺部小结节，如何"断"

小区的李阿姨最近去医院体检,胸部 CT 发现了一个 4 毫米的小结节,有些紧张。这下该怎么办?

像李阿姨这样误打误撞检查发现肺结节,有很大"运气"成分。在日常生活中哪些人需要进行肺癌结节的筛查呢? 主要有以下几种情况: 有吸烟史≥400支/年,戒烟时间<15 年;有肿瘤家族史;致癌物质职业暴露史;长期二手烟接触史;大气污染;长期厨房油烟接触史;既往有结核病等。

大家都知道目前我国大部分地区的雾霾都非常严重,因此根据以上这几种情况,可以推断我国大部分地区的人都应该进行肺癌结节的筛查。筛查的方法主要推荐胸部低剂量螺旋 CT。具有上述危险因素中任何一项的人均应该每年进行一次肺部 CT 筛查。

如果像李阿姨那样,在筛查中发现肺部有结节是不是就是肺癌呢? 不能够简单这样说。肺部结节就是影像学(主要是指 CT)表现为小的(≤3 厘米)、局灶性、类圆形、密度增高的阴影,可以是 1 个,也可以是多个,不伴肺不张、肺门增大和胸腔积液。研究表明,超过 90% 的肺部结节都为良性疾病,因此即使发现了肺结节也不用特别担心。另外的 10% 中又有很大一部分不能马上确定是否是肺癌,需要密切观察、随访,随访主要是 CT 检查。只有非常少的人确定是肺癌。

那么,李阿姨接下来应该怎么办呢?

李阿姨首先要找呼吸科或者放射科医生帮忙看一下 CT 片和报告,让医生解释一下这个肺结节的危险程度如何。这里面有很多具体判断标准,不需要我们老百姓自己去学习。简单地说,判断肺部结节主要根据结节大小、结节里面的密度等,对那些一时还无法判断的结节要重点随访,观察其生长速度以及结节里面密度的变化。因此听从医生的建议定期检查非常重要。

(上海长海医院 赵家义、韩一平)

30. 肺栓塞: 这个"杀手"静悄悄

目前肺栓塞已成为继肿瘤和心血管疾病之后,位居第三的致死性疾病。最近在微信新闻看到一个悲剧故事,25 岁的刘先生连续 3 天在游戏厅打游戏后突发猝死,送医病理解剖确诊为肺栓塞。大家一定既紧张又不知所措,什么是肺栓塞? 这个病怎么会得的? 怎么预防这个病?

肺栓塞是一种危及生命的急症,是由于身体自身原因或者身体外部因素造成血管内形成栓子堵塞肺动脉主干或分支,导致肺循环障碍所引发的一系列反应,可突然发生并在短时间内夺去患者生命。刘先生为什么会得肺栓塞呢? 其实,不仅仅是刘先生,还有一些人也是容易得肺栓塞,存在致命风险的。例如:

(1) 年龄 40 岁以上、肥胖或有血脂异常者;

(2) 胸、腹部大手术后,髋或膝关节置换术后;

(3) 严重创伤,包括髋部骨折和急性脊柱损伤等患者;

(4) 久坐者或长途旅行者;

(5) 长期卧床或需要制动者;

(6) 孕、产妇和长期口服避孕药者;

(7) 恶性肿瘤及使用化疗药物患者;

(8) 心肌梗死、心功能不全患者;

(9) 肾病综合征患者;

(10) 血液病患者和使用抗凝、抗纤溶、抗血小板等药物者。

肺栓塞患者的表现多样,常因发作时"静悄悄"而延误病情。具有上面这些危险因素的人,如果出现不明原因的胸闷、气促、咯血,或突发晕厥,应提高警惕,及早去医院就诊,以尽快明确诊断,最大程度争取治疗时间,减少死亡率。早识别和早预防是防止肺栓塞发生的关键。要在高危人群中加强宣教,加深对肺栓塞的认识和预防。

预防措施主要包括: 改变生活方式,戒烟、运动、合理饮食、控制体重、保持心情舒畅。避免久坐,长途旅行者要常活动下肢。术后、外伤或长期卧床者,要注意按摩下肢,防止血栓形成。孕、产妇要适当运动,不要久卧床。避免长期服用避孕药。既往有静脉血栓栓塞史患者应定期随访。有基础疾病的易患栓塞者需药物治疗等。

在治疗上除了吸氧、止痛、抗休克、纠心衰及舒张支气管等对症治疗外,主要方法包括抗凝、溶栓和手术治疗。只有早识别、早诊断、早治疗,才能及时挽救患者的生命。

（上海长海医院　赵家义、韩一平）

31. 糖尿病的早期信号有哪些

临床上,很多糖尿病患者并没有典型的三多一少症状(吃得多、喝得多、尿得多、不明原因体重减少),因此即使身体发出了一些信号,也没有意识到糖尿病的可能,从而贻误了最佳的治疗时机。其实,只要细心发现身体上的某些异常变化,发现糖尿病或许并不难。

10 个早期糖尿病信号:

(1) 餐后出现头晕、心慌:糖尿病早期由于胰岛素分泌过程缓慢,当胰岛素分泌达高峰时,餐后血糖高峰已过,因此可出现低血糖的情况。如果在两餐中间的时间,经常发生头晕、心慌等低血糖症状时,需警惕糖尿病的可能。

(2) 垃圾食品上瘾:薯片、蜜饯等零食进入体内消化速度快,容易导致血糖紊乱。长期食用会增加糖尿病风险。

(3) 体重超标或者有"苹果型"身材:八成糖尿病前期患者都有体重超标。苹果型身材(腰部更粗)人群内脏脂肪更多,糖尿病前期危险更大。

(4) 血压偏高:有研究显示,高血压患病 6 年后约有 40% 的人患上糖尿病。

(5) 性功能障碍:特别是中年肥胖的性功能障碍者,应考虑糖尿病的可能,需及时检查血糖情况。

(6) 突如其来的视力减退:突然发生,或迅速加重的近视、视力模糊等视力减退的情况发生时,在找不到原因的情况下,可考虑检查一下血糖。

(7) 皮肤瘙痒:当皮肤经常出现不明原因的瘙痒,特别是老年人,除考虑老年性皮肤瘙痒外,也不能排除糖尿病的可能,需及时检查血糖。

(8) 不明原因的感染:这种感染可以发生在皮肤、口腔、泌尿系统、肺部等部位,其特点就是感染反复发生,缠绵难愈,也要考虑检查血糖及尿糖情况。

(9) 手足麻木:40% 左右的糖尿病患者可出现手足麻木,肢端感觉减退或消失;有些人会感觉走路时就像踏在棉花上一样。当出现原因不明的肢端麻木时,不能忽视了检查血糖及尿糖的情况。

(10) 育龄期女性出现习惯性流产,或娩出巨大儿的产妇,都应注意定期检查血糖及尿糖情况。

总之,只要学会识别糖尿病的早期危险信号,细心观察,早期、及时发现糖尿病并不难。

(上海市静安区南京西路街道社区卫生服务中心 郭雯婷)

—— 单位简介 ——

上海市南京西路街道社区卫生服务中心是全国"爱心护理工程"建设基地、上海市示范性社区卫生服务中心、上海市中医药特色示范社区卫生服务中心、上海市住院医师规范化培训社区教学基地。提供常见病诊疗、家庭病床、转诊、康复等医疗服务。

32. 早期发现糖尿病的"法宝"

随着生活水平的提高,糖尿病的发病率越来越高,由于其可导致严重的心脑肾等并发症,早发现、早治疗就显得极为重要,那么有哪个"法宝"可以帮助我们早期发现糖尿病呢? 答案就是"葡萄糖耐量试验"。

葡萄糖耐量是指机体对体内血糖浓度的调节能力。如果机体对葡萄糖浓度调节能力不足,就会造成体内血糖浓度过高,从而形成糖尿病。部分糖尿病患者表现为空腹血糖正常或偏高,但餐后血糖过高,这就是葡萄糖浓度调节能力不足造成的。因此,如果需确定是否患了糖尿病,除了检测空腹血糖以外,还需检测糖耐量,以便早日发现糖尿病。

葡萄糖耐量试验,是对血糖高于正常范围但又未达到糖尿病诊断标准(糖尿病前期)的人进行筛查的试验。一般采用口服葡萄糖耐量试验。无水葡萄糖用250毫升水溶解(成人用75克,孕妇用100克,儿童按每千克体重1.75克,总量不超过75克),5分钟内口服完。服糖前空腹和服糖后2小时分别测静脉血糖,服糖后按服用第一口糖水时间计算每隔30分钟取静脉血测血糖,共4次。采血同时每隔1小时留尿测尿糖。根据各次血糖水平绘制糖耐量曲线。由于这种方法需要多次抽血,较为麻烦,日常糖尿病筛查或检测时,一般只测空腹血糖和餐后2小时血糖值,来判断是否患有糖尿病。

做葡萄糖耐量试验前三天应正常饮食,每日食物中摄入的碳水化合物如米、面、馒头类食物含量应不低于 150 克。维持正常活动,不用刻意休息,一些药物如水杨酸钠、烟酸、口服避孕药、口服降糖药等应在三天前停用。试验前应至少禁食 10 小时,第二日清晨空腹进行,整个试验期间不可吸烟、喝咖啡、喝茶、进食和剧烈运动,但也不必卧床休息。

葡萄糖耐量试验两个主要指标为空腹血糖和餐后 2 小时血糖。空腹血糖在 3.9～6.1 毫摩/升为正常,餐后 2 小时血糖在 7.8 毫摩/升以下为正常标准。由于部分其他疾病也可能影响到葡萄糖耐量,结果应结合个人具体情况请专业医生进行分析。

(上海市浦东新区三林社区卫生服务中心　彭　云)

33. 正确对待低血糖

正常人血糖低于 2.8 毫摩/升时,被称为低血糖。而对于在接受药物治疗的糖尿病患者而言,无论是否空腹,只要血糖水平低于 3.9 毫摩/升就属于低血糖范畴。

轻微低血糖反应时有手抖、心慌、饥饿、焦虑、手心或额头出汗;严重者会出现神志改变、认知障碍、反应迟钝、抽搐和昏迷。低血糖昏迷达 6 小时以上,脑细胞就会受到不可逆转的伤害,造成智力下降、痴呆甚至死亡。

接受药物治疗的糖尿病患者,如出现手抖、心慌、手心或额头出汗等低血糖反应,意识清醒者,不要慌张,停止运动,坐下休息,并立即进食含糖食品:一片咸方面包或三到四片苏打饼干,也可以糖果 2～3 粒或巧克力 1～2 粒或含糖果汁半杯。服用阿卡波糖所引起的低血糖,直接进食葡萄糖水方能有效。同时监测血糖,如进食后症状无明显改善或血糖依然低于 3.9 毫摩/升,应及时就诊。意识不清的低血糖患者,立即送医院急诊。

虽然低血糖危害严重,但只要预防得当,完全可以避免。

(1) 同社区签约医生保持密切联系,接受健康教育及用药指导,定期监测血糖及糖化血红蛋白。

(2) 定时定量进食,可能误餐时提前备好苏打饼干。应用胰岛素或格列齐特、格列吡嗪等促胰岛素分泌剂类降糖药物时,应从小剂量开始,逐渐增量。

(3) 切忌空腹饮酒及过量运动。服用格列齐特、格列吡嗪等磺脲类药物患者禁止饮酒。运动在餐后 1～2 小时进行,根据身体承受能力选择散步、太极、舞蹈、慢跑等为宜,每周 5 天,每天 30 分钟。

(4) 糖尿病患者若伴有肝肾功能异常或需要应用阿司匹林、青霉素、磺胺类等药物时,应在就诊时告知医生,以便医生调整降糖药物的用量。

(5) 糖尿病患者外出时必须带上应急糖果及"低血糖急救卡"(卡上记录本人的姓名,糖尿病史、家属电话及糖果放置的口袋等),以便得到及时救助。

(上海市浦东新区三林社区卫生服务中心　熊翔凤)

34. 使用胰岛素会成瘾吗

胰岛素是人体胰腺中的胰岛自身分泌的一种生理激素,也是体内唯一的降血糖激素。每个人都离不开胰岛素,没有胰岛素,机体就不能完成新陈代谢,生命也就无以维系。在胰岛素问世之前,1型糖尿病患者都难逃夭折的悲惨结局。正是由于胰岛素的使用,才使糖尿病成为一种可治之症。

2型糖尿病除了有胰岛素抵抗以外,也存在着不同程度的胰岛素分泌缺陷。在2型糖尿病确诊之初,患者胰岛功能往往已降至正常的50%,随着病程进展到一定阶段后,2型糖尿病也需要胰岛素治疗。

许多糖尿病患者担心"一旦打了胰岛素,就会产生依赖性,再也撤不下来",更有甚者将胰岛素与毒品相提并论,认为打胰岛素会"成瘾"。"药物成瘾"是指药物和躯体相互作用,导致使用者产生难以克制的获取及连续使用的强烈渴望,目的是为了再度体验这些药物带来的欣快感。

应用胰岛素,能很好地控制血糖,改善和恢复患者胰岛 β 细胞的功能,对改善患者病情及预后大有益处。即使需要长期注射胰岛素,也是因病情的需要,这与饥饿者需要吃饭、近视眼需要戴眼镜、听力障碍者需要戴助听器都是同一道理,跟毒品成瘾完全是两码事。

另外,胰岛素并非一旦用上就再也撤不下来。血糖较高的初诊糖尿病患者,通过短期的胰岛素强化治疗,可以使患者的胰岛功能得到显著改善,相当一部分患者可停用胰岛素,改用口服药,或仅凭饮食与运动就可以使血糖控制得很好;用口服降糖药治疗的2型糖尿病患者,在感染、手术、创伤等应激情况时,胰岛素的需求量明显增加,需要短期补充胰岛素度过应激期,病情稳定之后,可以恢复原先的口服药治疗;糖尿病孕妇和产妇,为了防止口服降糖药对胎儿及婴幼儿的不良影响,在妊娠或哺乳期间均应采用胰岛素治疗,以后患者可以换用口服降糖药继续治疗。

总而言之,使用胰岛素是根据病情需要,根本不存在"成瘾"的问题,应该做到"当用则用,能停则停"。

(上海市普陀区长风街道长风社区卫生服务中心　史　玲)

—— 专家简介 ——

史 玲

史玲,上海市普陀区长风街道长风社区卫生服务中心主任,全科主任医师,国家卫生和计划生育委员会突出贡献中青年专家,海峡两岸医药协会全科专委会常务委员,上海市医学会全科医学分会副主任委员。长期从事内分泌、全科临床和社区卫生管理工作。

35. 警惕糖尿病足的早期征兆

糖尿病足是糖尿病严重和治疗费用多的慢性并发症之一,严重者可导致截肢。糖尿病足的早发现早处理尤为重要,而早发现就是重中之重!

要做到早发现,就要牢牢记住糖尿病足的早期表现,第一是足部皮肤颜色改变,腿脚皮肤颜色发青、发暗或者有色素沉着,则提示可能下肢供血不好,很可能就是下肢血管出现了问题。第二是腿脚感觉障碍,如果经常觉得腿脚发麻,腿脚冰凉,甚至小腿肌肉抽筋,天气暖和时症状也没有明显改善。特别是两条腿一条正常,一条发麻发凉、经常抽筋,就要引起重视了。第三是走一段路就会觉得腿脚疼痛或酸麻,不能继续前进,必须停下来休息一段时间,休息后又能正常行走,但一段距离后又再次出现疼痛。如此反复循环,常提示下肢血管管腔变狭窄,下肢的供血出现了问题。

糖尿病患者每天晚上睡觉前应该仔细检查双腿及足部,检查的内容包括下肢皮肤是否有伤口,局部皮肤是否有水肿、水疱,皮肤的温度及色泽也是关注的重点。

一旦发现问题,千万不要拖延,更加不要尝试用"土办法""偏方"等自己治疗。如果适得其反,一旦错过了最佳治疗时间,会导致不可挽救的后果。所以一旦发现问题,应该立即前往医院,寻求有经验的专科医生进行正规治疗。

综上所述,糖尿病足的治疗以预防为主,尽量避免足部的损伤,同时保证血糖的严格控制,并祛除血管的危险因素,扩张血管,改善组织供血,营养周围神经,正确及时换药治疗,必要时外科处理,从而尽可能地保留患肢。

(上海市奉贤区庄行镇社区卫生服务中心　倪　佳)

上海市奉贤区庄行镇社区卫生服务中心是第二批"全国示范"和"上海20家优秀"社区卫生服务中心之一,上海市社区卫生综合改革首批试点单位。

36. 糖尿病患者为何要做眼底检查

糖尿病是一种全身性慢性疾病,其最大危害在于能引起诸多慢性并发症,而眼部病变是糖尿病极为常见的慢性并发症之一。糖尿病患者由于糖代谢的紊乱,造成眼睛视网膜微血管病变,进而引发视网膜一系列病理改变。据统计,病程在10年左右的糖尿病患者眼底病变发生率为50%,病程15年以上患者可达80%。糖尿病病情越重,年龄越大,发病的概率就越高。如果不加控制治疗,最终可导致失明。另外,糖尿病患者还可发生白内障、青光眼、屈光不正等疾病。

由于糖尿病患者视网膜病理改变的不可逆性,病变的早期治疗效果较好,晚期治疗效果不佳。因此,防治糖尿病眼病,避免失明风险,重点在于早发现早治疗。由于糖尿病视网膜病变过程比较隐蔽,患者难以自察,往往病变到晚期才感觉视力下降,因此,糖尿病患者需要定期到专业机构经眼科医生进行检查,方可确诊和及时发现病变。眼底检查方法,一般是使用眼底镜进行观察,有特殊需要时也可采用眼底照相、眼底荧光血管造影、B超、光学相干断层扫描等检查方法。

糖尿病患者多长时间开展眼底检查一次合适呢? 一旦确诊患有糖尿病,须第一时间到眼科检查眼底,因为很多人不知道自己患病的确切时间,因此第一时间眼底检查非常重要。中老年糖尿病患者,如果眼底正常,应每年至少检查眼底一次;年轻的患者,每半年检查一次。如果眼睛出现不适或眼底检查出异常的患者,则每3个月或半年检查一次,以便及时发现病变,及时治疗。

(上海市浦东新区三林社区卫生服务中心 彭 云)

37. 怎样控制血脂升高

随着生活水平的提高,以前节日里才能享受的大鱼大肉已成为寻常菜肴,而这带来一个后果,就是人群中血脂增高的情况越来越多。同时,定期体检也越来越普遍。经常听到有人问"体检报告说我高血脂,要不要紧啊?"

我们所说的血脂主要成分是胆固醇和甘油三酯,一般来说胆固醇超过5.7毫摩/升,甘油三酯超过1.7毫摩/升可诊断为血脂增高。但需要普及一下,我们在检查前 1 晚应忌食高脂肪食物及酒精(乙醇)饮料,再空腹 12 小时以上取静脉血化验,这样取得的结果较为准确。且在初次检测出血脂增高后应在 2～3 周内复查,如仍有增高,再可诊断。

血脂增高最终导致心脑血管疾病,如冠心病、脑卒中等,那么我们应该怎么控制血脂呢?

(1) 控制血脂增高的基础是控制饮食。减少动物性脂肪的摄入：常见的如猪油、肥肉、黄油等,含较多饱和脂肪酸,容易使血脂增高。建议食用含较多不饱和脂肪酸的食物,如鱼类、植物油;减少胆固醇的摄入：常见的如动物内脏、蛋黄、鱼子等。建议多吃豆制品(尿酸高者除外);减少主食的摄入：我国大部分地区主食以小麦、大米为主,容易使血糖升高后间接升高甘油三酯,建议减少摄入;多进食粗粮如小米、燕麦等,含纤维素较多,可降血脂。多进食蔬菜,如黑木耳、洋葱、香菇等,能使胆固醇降低;忌烟酒。

(2) 药物治疗。高血脂的药物治疗,需要在医生全面评估后进行个体化治疗。在使用调脂药物的同时需注意肝肾功能等指标变化,减少药物不良反应的发生。

(3) 适当多运动。适当的有氧运动可消耗脂肪,降低甘油三酯,但应量力而行。

(上海市嘉定区嘉定镇街道社区卫生服务中心　李　凯)

38. 认识高尿酸血症和痛风

高尿酸血症是由于体内一种叫"嘌呤"的物质代谢紊乱引起的疾病。可以表现为以下情况：急性痛风反复发作;慢性痛风和痛风石;影响到肾脏还会引起肾病及肾结石;严重的会出现关节畸形、甚至肾功能损害。

正常人每天产生的尿酸与排泄的尿酸量维持在平衡状态。如果平衡打破,可产生高尿酸血症。引起血尿酸增高的原因有：剧烈运动、饮酒、肥胖、高嘌呤食物、肾功能不全、高血压、甲状腺功能减退、药物、利尿剂等。

痛风急性发作期需要卧床休息,抬高患肢,局部冷敷。一般休息到关节痛缓解 72 小时后恢复活动。听从医生指导,越早使用药物治疗越好。

痛风间歇期及慢性期要注意饮食控制,避免进食高嘌呤食物,如动物内脏、肉汁、肉汤、大豆制品、酵母、香菇、紫菜等。多喝水有利于尿酸排出。慎用抑制尿酸排泄的药物如利尿剂、小剂量阿司匹林。严格戒酒。避免过度劳累、紧张、受冷、关节损伤等。并在医生指导下应用排尿酸药或抑制尿酸合成药物。

对于一些没有症状的高尿酸血症,一般认为如果血尿酸水平在476微摩尔/升以下,并且没有其他疾病,如高血压、糖尿病、血脂紊乱、肥胖、冠心病、脑卒中、心肾功能不全者,不需药物治疗,只需要日常生活中注意饮食,避免过度疲劳、酗酒、创伤及精神紧张等诱发因素。血尿酸过高的患者需要在医生指导下应用降低尿酸的药物。

(上海市徐汇区斜土街道社区卫生服务中心　顾　丹)

39. 痛风患者能吃什么

痛风是一种与饮食密切相关的代谢性疾病。现代人生活水平提高,饮食过度或结构不合理,导致痛风的发病率逐年升高。因此,平时应注意健康饮食,这样才能远离痛风。

痛风患者应该多吃低嘌呤的食物,少吃中嘌呤的食物,不吃高嘌呤的食物。低嘌呤食物(每100克中含0～25毫克嘌呤)包括:牛奶、乳酪、鸡蛋、大部分蔬菜、水果、米、面、面包、脂肪、油、茶、咖啡等。青菜、红萝卜、黄瓜、番茄、白菜等嘌呤含量较少,属于碱性食物,有利于尿酸的排泄,推荐每日蔬菜的摄入量应达到500克。中嘌呤食物(每100克中含25～150毫克嘌呤)包括:瘦肉、猪肉、羊肉、家禽、鱼、虾、龙虾、豆腐、豆奶、菠菜、绿豆、花椰菜、芦笋、蘑菇、紫菜等。高嘌呤食物(每100克中含150～1 000毫克嘌呤)包括:动物内脏(肝、肾、肠、心和脑)、浓肉汤、鳗鱼、鹅肉、鱼卵、鱼皮、虾米、海味、贝类、发酵粉等。

在调味品的选择方面,痛风患者可以放心食用适量醋;酱油经过加工后所含嘌呤并不高,可以适量食用,但要注意避免过多食用调味酱油,如菌菇酱油、海鲜酱油;辣椒、胡椒、花椒等辛辣刺激性调味品均能兴奋自主神经,诱使痛风急性发作,所以不能过量食用;鸡精含嘌呤较高,不建议痛风患者食用。

痛风患者不要喝酒。因为酒精可导致血尿酸增高。此外,饮酒同时常常进食较多高嘌呤食物,导致血尿酸水平增高,可诱发痛风性关节炎急性发作。痛风患者尤其忌饮啤酒,必须饮酒时可饮少量红酒。

痛风患者每天应喝2 000毫升以上的水,增加尿量,有助于促进尿酸排泄及避免尿路结石。不建议饭前半小时内和饱食后立即饮大量的水,这样会冲淡消化液和胃酸,影响食欲和妨碍消化功能。饮水最佳的时间是两餐之间及晚上和清晨。晚上指晚餐后45分钟至睡前这一段时间,清晨指起床后至早餐前30分钟。

(上海市徐汇区斜土街道社区卫生服务中心　朱　兰)

―― 专家简介 ――

朱 兰

朱兰，上海市徐汇区斜土街道社区卫生服务中心全科主任医师，医学硕士，中华医学会全科医学分会青年委员会副主任委员，《中华全科医师杂志》通讯编委。擅长社区慢性病的诊疗及管理。

40. 医生，我怎么老感觉"烧心"啊

社区的门诊工作中经常会遇到这样的患者,愁容满面地进来询问:"医生,我怎么老感觉烧心啊?"进一步询问后发现,患者进食之后或者某些特定时间,会感觉胃部有烧灼的感觉,似乎吃进去的食物很快要反流出来了。研究表明,有"烧心"症状的人胃镜检查显示慢性胃炎的概率明显比无症状患者高出许多。

对于大多数人尤其是年轻人来说,慢性胃炎的"烧心"症状虽然很明显,但是多数人发作频率并不高。反而对于很多老年人来说,由于消化系统功能减退,"烧心"这种症状可能会经常出现。天气变冷,饭菜稍冷,吃了不易消化的食物都会引起烧心的症状。"烧心"多发生在饭后,卧位或前躬位、饱餐、饮酒时,服用某些药物也可诱发或促进"烧心"情况加重。

"烧心"是一种常见的消化系统症状,一般发生于餐后 30 分钟至 2 小时,持续时间通常超过 10 分钟但很少达到几小时。其病因有很多,其中以慢性胃炎居多。在治疗方面一是去除各种可能致病的因素;二是根除幽门螺杆菌;三是对症治疗,以反酸、腹痛为主要表现的,可服用抑制胃酸分泌的药物(如奥美拉唑,雷贝拉唑等),以饱胀为主要表现的可以联合胃动力药和胃黏膜保护剂治疗。

生活中预防:规律作息,适当运动,少吃高脂肪、高热量的食物,少喝咖啡、浓茶,睡前两三小时内不要吃东西,控制好体重,少喝或不喝酒。学会减轻压力,及时化解不良情绪,避免紧张情绪长期蓄积。饭后不要马上卧床或弯腰,也不要马上开始剧烈运动,可在饭后 30 分钟进行一次轻松的散步,既可帮助消化,又可减轻烧心的症状。慎用对胃黏膜有损伤的药物,如必须服用,则需要在医生的指导下正确服药。

(上海市徐汇区徐家汇街道社区卫生服务中心　张　源)

—— 专家简介 ——
张 源

张源，上海市徐家汇街道社区卫生服务中心全科副主任医师，国家二级心理咨询师。长期扎根社区一线从事临床及预防保健工作，熟悉社区常见慢性病的诊疗及管理模式，关注老年人精神心理状况，致力于社区老年人的慢性病管理研究。

41. 如何管理结肠息肉

有一首打油诗如是说："每逢佳节胖三斤，仔细一看三公斤。"随着高脂、高蛋白、高能量、精细饮食的饮食结构变化，我国结肠癌发病率不断攀升。上海市疾控中心最新统计，常见恶性肿瘤中，除性别因素，肺癌、结肠癌和胃癌位列前三位，结肠癌发病率从 20 世纪 70 年代初的第 6 位跃升到第 2 位。结肠息肉与结肠癌息息相关，那么该如何应对结肠息肉呢？

结肠息肉为何物？凡从黏膜表面突出到肠腔的息肉状病变，在未确定病理性质前均称为息肉。数据显示，30 岁以上人群结肠息肉发病率增加，55～80 岁发病率最高，男性多于女性。

鉴于结肠息肉临床症状不典型，推荐年龄＞50 岁的人群，或有结肠癌、息肉家族史；息肉多发地区；长期进食高脂肪、高动物蛋白、低纤维素、油炸食物等的高危人群，每年行粪隐血普查，一旦发现大便隐血试验阳性，立即进行肠镜检查。

肠镜下发现息肉，原则必须摘除，但根据大小、是否带蒂等采取电切、电凝、内镜黏膜切除术或内镜黏膜下剥离术等不同治疗方法。而我们更需关注的是病理，通常增生性息肉、炎性息肉、幼年性息肉均为良性息肉。腺瘤性息肉，包括腺瘤、管状腺瘤、绒毛管状腺瘤合并重度异形增生（或高级别上皮内瘤变）时，称为癌前病变。但凡发现腺瘤者，必须每年复查肠镜；发现腺瘤合并高级别上皮内瘤变者，则2～3 月后复查肠镜评估。

当然，结肠息肉也是有预防手段的。养成良好健康的生活习惯，多吃粗粮，添加酸奶（含有乳酸菌）制品，养成定时排便的习惯，适当锻炼、控制体重，保持良好情绪，都可有效降低结肠息肉的发生率。

因此，降低结肠息肉的发病率，阻断结肠息肉演变到结肠癌，切实可行的方法就是从自身做起。

（同济大学附属上海市东方医院　葛剑力）

—— 专家简介 ——
葛剑力

葛剑力,内科硕士,同济大学附属上海市东方医院全科医学科副主任医师。长期从事临床工作,擅长全科分级诊疗、慢性病综合管理。

42. 喝茶能缓解便秘吗

调查显示,我国老年人便秘高达 15%～20%,女性多于男性。人在正常情况下每日排便 1～2 次或 2～3 日排便一次,便秘者次数少于正常,且粪便干、硬、量少,导致排便困难。便秘尤其是慢性便秘会影响患者正常的工作和社交,也会引发焦虑等心理问题。费力排便还可能带来其他危害:

(1) 以痔疮为主的直肠肛周病变;

(2) 排便时过分用力可能诱发心脑血管意外;

(3) 粪便内有害物质的吸收可引起肝以及胃肠功能的进一步损害;

(4) 可成为肿瘤的诱发因素之一。

有人认为便秘的人大量喝茶可以有效缓解便秘。这个说法不准确。日常饮品茶叶的主要成分茶多酚类具有收敛作用,喝多了反而会加重便秘。许多人觉得喝茶"清火",解便秘,其实对于便秘者来说,最有效的方法是喝水。每天饮水量要多于 1 200 毫升,分多次饮用,能有效缓解便秘。

还有人认为便秘患者饮食上一定要多吃粗粮和蔬菜,这个说法也不完全准确。针对不同原因的便秘,应给予不同的饮食干预:对年老体弱、多次妊娠、营养不良、肥胖以及运动过少导致的无张力性便秘,因大肠失去原有敏感性或紧张力,致使推动粪便的蠕动缓慢,使粪便蓄积。这种情况的便秘应增加饮食中膳食纤维的量,可以粗糙食物代替精细食物,多吃粗粮、蔬菜及带皮的水果。对那些因机械或麻痹或因肿瘤压迫肠道而引起肠道不完全梗阻所导致的阻塞性便秘,关键在于去除病因。

多数人认为便秘是小问题,在家自己购买泻药或减肥药就能解决问题。殊不知长期使用泻药导致肠道神经末梢刺激过度、肠壁肌肉过度紧张或痉挛收缩,可能导致痉挛性便秘。因此,有必要到医院找医生明确病因及诊断,在医生的指导下对症治疗。

(上海市徐汇区斜土街道社区卫生服务中心　吴春霞)

43. 胆结石患者怎么吃

最近小区的李大伯疑惑了:"体检时做超声的医生说我有胆结石,我怎么一点都没有感觉啊?"

其实,多数胆结石患者平时无症状,仅部分表现为一般的消化不良,在饱餐或高脂肪饮食后更为明显;但当结石堵塞胆道或者胆囊口时,可引起急性胆囊炎,患者表现为腹痛难忍,并伴有右侧腰腹部疼痛,可有呕吐、发烧,甚至危及生命。因此已知有胆结石的患者如果出现腹痛持续不缓解或者伴随恶心、呕吐、发热等情况,需要立即就诊。

存在下述情况时应密切随访并考虑切除胆囊:合并糖尿病的胆囊结石;结石数量多及结石直径≥3厘米;萎缩胆囊或瓷性胆囊;胆囊息肉直径1厘米以上;长期的胆囊结石合并胆囊壁明显增厚。

胆结石患者的饮食需注意控制进食总量,每餐应七八分饱(特别是晚餐)。保持体重在理想范围内。减少脂肪和胆固醇,讲究荤素合理搭配,尽量减少食物中的脂肪和胆固醇含量,避免暴饮暴食或过度饥饿。优质蛋白质要补充,可以选择低脂的鱼(不含鳗鱼、带鱼等含脂较高的品种)、虾、鸡胸脯肉等低脂优质蛋白质。需注意的是,鱼汤、肉汤之类"荤汤"的"汤"中脂肪含量较高,不推荐食用。蔬菜水果保健康,每天蔬菜摄入量应大于500克。水果至少有2种。烟酒辛辣需戒除,特别是切除胆囊的患者,一定要戒烟戒酒,少食辛辣等刺激性强的食物,如洋葱、蒜、姜、辣椒和胡椒等。多食含膳食纤维高的食物,包括小米、山药、燕麦等。烹饪应力求清淡,最好采用清炖、蒸煮等方法。避免油炸、烧烤、烟熏、半生半熟的烧煮方法,并尽量少用调味品。

(上海市嘉定区嘉定镇街道社区卫生服务中心　翟佳燚)

44. 得了甲状腺结节怎么办

随着甲状腺B超的日益普及,正常人群中甲状腺结节的检出率高达20%～76%,但是不需要过度紧张,绝大多数的甲状腺结节都是"好人"!

甲状腺结节形成的原因:

(1)精神因素:如果一个人长期处于焦虑、抑郁、烦躁、高压状态下,身体平衡容易被打破,患上甲状腺结节。

(2)激素因素:青少年在生长发育阶段,当甲状腺激素不足时,会出现甲状腺结节。女性在月经期、孕期、更年期时,体内激素水平波动很大,因此女性患甲状腺结节的概率高于男性。

(3)辐射因素等:生活中长时间接触污染源和放射线很容易导致甲状腺疾病的发生。如果短时间内多次接受辐射量较大的检查,会对甲状腺健康造成影响。不过,B超是声波检查,没有辐射,是可以反复做的。我们通常使用的家电,它们的辐射量一般会被控制在安全范围,所以大家也不必过于担忧。

甲状腺疾病所有结节中,甲状腺癌占了 5%～15%,而且绝大多数都是早期的! 更重要的是,甲状腺癌是"相对善良"的癌症,甲状腺乳头状癌术后 5 年生存率可达 96%以上,因此,即使不幸得了甲状腺癌,也不用太害怕。

甲状腺结节的治疗:很多人觉得有了结节就要手术,其实这是误区。首次发现甲状腺结节需要抽血检查一下甲状腺功能。同时,还需要做B超进行评估,如果确诊为良性,且甲状腺功能正常,第 1 年每 3～6 个月复查一次,以后 6～12 个月复查一次。如果结节迅速增大且伴有声音嘶哑、吞咽或呼吸困难的要尽快复查。当然,需不需要手术,不光是看结节大小,还要看病理学检查,若结果为恶性,就要手术切除。

甲状腺结节患者的饮食注意事项:甲状腺功能正常者可以正常饮食,海鲜、海带、碘盐都可以吃,但是不要过量进食富碘食物。结节伴甲亢(消瘦、多汗、怕热等)者绝对忌含碘饮食。

(上海市徐汇区斜土街道社区卫生服务中心 李家葳)

45. 如何进行乳腺癌的早期筛查

乳腺癌是女性常见的恶性肿瘤,据资料统计,发病率占全身各种恶性肿瘤的 7%～10%,在妇女中仅次于子宫颈癌。发病常与遗传有关,以 40～60 岁、绝经期前后的妇女多见,另有约 1%～2%的乳腺癌男性患者。近年来,乳腺癌的发病率在逐年上升,发病年龄也正趋向年轻化。通过早期筛查,可以及时发现、及早治疗乳腺癌。

乳腺癌的早期筛查有以下 4 种方法。

第一种:乳腺自我检查。一般在月经干净后的第五天左右进行乳腺的自我检查。方法是用中指和食指的指腹按顺时针方向紧贴皮肤作循环按摩检查,整个乳房检查完毕后轻轻挤压乳头。自我检查单独作为乳腺癌筛查的效果欠佳,但是如果出现以下危险信号:乳头溢液、乳头凹陷、乳头四周疼痛、瘙痒或出现鳞片状斑点、乳腺大小和形状发生改变、乳房皮肤凹陷皱缩或出现"橘子皮"样变化、某一特定区域经常性疼痛感并不随月经周期而改变、红肿或出现局部区域灼热针刺感迟迟不退，就应该及时去医院就诊。

第二种：医生触摸法。通过有经验的医生进行乳房的触摸，判断有无肿块，这样可筛查出一部分患者。

第三种：B超检查。当怀疑乳腺有肿块时，必须做B超检查，来判断肿块的性质和位置。

第四种：钼靶X线检查。筛查一般40周岁开始，但对于一些乳腺癌高危人群(有明显的乳腺癌遗传倾向者、以前有乳腺导管或小叶中重度不典型增生或小叶原位癌、以前行胸部放疗的淋巴瘤患者)可将筛查年龄提前到20周岁。建议每年定期做钼靶检查，50～69周岁可每1～2年1次乳腺X线检查，并与临床体检联合，如果为致密型乳腺可与B超检查联合。70周岁或以上可每2年1次乳腺X线检查。

（上海市浦东新区大团社区卫生服务中心　杨明娟）

46. 失眠的简便"自疗"

什么是失眠？失眠指睡眠时间或质量达不到正常需求，并且影响白天社会功能活动的一种主观体验。人的一生，有近1/3的时间是在睡觉，良好的睡眠可帮助消除疲劳，使身体机能得到恢复，保证白天有足够的精力从事各种活动。中国成年人失眠发生率高达38%，可见这是一种极为普遍的现象。出现失眠，若能通过一些简便有效的自我治疗方法，促使自己尽快入睡，想必是每个失眠者都希望掌握的。

首先，找到并纠正引起失眠的原因。比如床铺是否舒适、枕头是否过高或过低、卧室的光线是否过亮、晚餐是否吃得过饱、卧室是否通风、是否有噪音干扰等，设法去除这些不利因素，以便安心入睡。

其次，学会放松心情。失眠其实并不可怕，真正可怕的是"害怕"失眠。入睡前尽量放松情绪，不要带着一天的烦恼或未解决的难题上床。相反，上床前可以听听轻音乐，热水泡泡脚，想点轻松愉快的事情，并用积极的心理暗示自己："今天好累，过会儿，我就会睡着……进入梦乡。"

第三，配备有安神功效的中药，于睡前30分钟服用。有如下药物可供选择：酸枣仁，每次10克左右，煮沸10分钟后饮用，具有养肝、宁心、安神功效；五味子，每次10克左右，沸水冲泡后饮用，具有生津、敛汗、安神功效；蝉蜕，每次10克左右，煮沸10分钟后饮用，具有疏风、清热、安神功效。除了上述药物外，还可以利用我们中医传统的针灸治疗,例如耳穴疗法。将耳针(用磁珠或王不留行贴于胶布上制成)贴于耳部穴位上,一般选取心、肾、神门三穴,每天按揉2次,临睡前再按揉1次,每次5分钟左右。此外使用药枕也可以帮助睡眠,例如采用荞麦皮作为枕头的主要填充物,并以金银花、菊花、玫瑰花、夏枯草、郁金、连翘、合欢花、陈皮、木香各30克,共研成粗末,用2层纱布扁平小袋包装置于荞麦皮枕芯中,3个月换一次,睡眠时枕之。本疗法作为辅助治疗手段,应用时不能急于求成,一般连续枕用2周方能见效。

（上海市长宁区虹桥街道社区卫生服务中心　姜宏军）

—— 专家简介 ——
姜宏军

姜宏军,硕士,上海市长宁区虹桥街道社区卫生服务中心中医科副主任医师,长宁区治未病中心专家委员会成员,上海市徐蓉娟名中医工作室成员。擅用温潜、益气、补肾、宣肺、通络等法,治疗多种内、妇科疾患。

47. 脑卒中后抑郁有哪些表现

生活实例

75岁的张老伯两个月前突发脑中风,左侧肢体偏瘫。不久后家人发现他情绪低落,不爱说话,反应迟钝,表情呆滞,而且情况越来越严重,不肯配合医生治疗,不愿意活动,甚至拒绝进食和与人交流,常叹息生活没有意思,并以为自己快要离开人世了。家人不理解,抱怨他不配合治疗,使他更加灰心丧气,身体状况每况愈下。医生发现了张老伯的异常,给他做了抑郁的评估,确诊张老伯为脑卒中后抑郁。

卒中后抑郁是脑卒中常见的并发症之一,是和脑卒中相关的,临床表现为情绪低落、抑郁心境的情感障碍性疾病。严重患者可能会产生轻生的念头,如不及时防范,部分患者可能导致自杀的后果。

卒中后抑郁主要表现为以下方面:

（1）情绪低落、情绪不稳、经常感到委屈想哭，语言减少、不爱与人交往、多疑。

（2）睡眠不好，经常失眠、梦多、入睡困难，或睡眠不深、夜间易醒或早醒。

（3）无兴趣，对以前喜欢做的事情不感兴趣，不愿意参加社交活动，经常闭门不出。

（4）身体不适，常常伴有胃部不适、食欲下降和体重减轻，有时感心慌、胸闷、气短、头晕头痛、周身疼痛等，但卒中患者由于语言功能可能受损，常常无法表达。

（5）悲观无价值感，对未来不抱希望，常常感到孤独、绝望、害怕和无助，经常自责，有时有自杀的念头。

对于像张老伯一样的患者，我们能做什么呢？

治疗上除了积极的神经功能康复治疗外，还需要家庭的支持，心理上的治疗。对患者要给予更多的关心和照顾，多与患者进行交流，关注其精神状态，鼓励其参加力所能及的社会活动，必要时给予抗抑郁药物治疗。

其实，除脑卒中外，高血压及冠心病、糖尿病、慢性便秘、慢性阻塞性肺病及肿瘤等躯体疾病均可能伴发抑郁、焦虑等心理问题的发生。除了关注躯体疾病的治疗，我们还需要关注患者的情绪表现。

（同济大学附属杨浦区中心医院　金　花、于德华）

48. "又忘了"是老了还是病了

大部分老年人随着年龄的增长，会抱怨脑子里就像安装了自动橡皮擦，记忆在逐渐地被消除，以至于做事情丢三落四，拿东又忘西。于是，老年人常抱怨"唉！我又忘了！"。通常，这些情况会被认为是正常的人体老化过程，但事实上，有20%的健忘是病理性的，即记忆减退速度比正常生理性记忆减退要快很多。存在病理性健忘而又无痴呆的这种状态即为轻度认知功能障碍（MCI）。

轻度认知功能障碍不是神经系统疾病的直接结果，而是老年性痴呆的病前危险因素。患者中发生阿尔兹海默病（AD）的概率是正常人的10倍。那么，出现哪些因素需要警惕呢？

（1）年龄大于50岁；

（2）病程大于三个月；

（3）与年龄不相当的记忆缺陷；

（4）无痴呆征象；

(5) 除记忆力外,一般认知功能正常;

(6) 基本的日常生活不受影响;

(7) 排除其他疾病(躯体疾病,抑郁症,脑外伤,药物和酒精中毒及精神药物等)所致。

轻度认知功能障碍是否需要治疗呢? 研究显示,由轻度认知功能障碍转变为痴呆的年转化率为 $10\%\sim15\%$。由于记忆功能损害是轻度认知功能障碍患者的核心症状,所以当老年人出现记忆力减退时,切不可麻痹大意,家属不能轻率地认为老人只是"老糊涂了",应及时到医院就诊,以免贻误病情。一旦被确诊为轻度认知功能障碍,也不必过于紧张。要知道轻度认知功能障碍只是一个不稳定的中间状态,病情是可以好转的。对轻度认知功能障碍进行早期的积极干预治疗,可以改善或延缓其认知功能减退,乃至延缓其发展为痴呆。

虽然迄今为止还没有证实哪种药物肯定能预防这种不良转变,但健康的生活方式、积极控制血管性危险因素和科学的锻炼对增强体质、提高免疫力并且改善精神状态是大有裨益的。

(上海市徐汇区徐家汇街道社区卫生服务中心 张 源)

49. 居家照顾痴呆老人需要注意点什么

近年来随着老年痴呆(阿尔茨海默病)发病率的增加以及相关知识的普及教育,这个疾病逐步为大众所了解。如果家中有这样的老人,居家照顾中需要注意点什么呢?

(1) 重情感、多交流: 经常与老人沟通,鼓励老人表达自己,培养各种兴趣爱好,避免处于封闭的生活环境。千万不要伤害老人的自尊心,不要轻易否定老人的要求,与其交流时语调要低,语速要慢。

(2) 重防护,防意外: 保持痴呆老人居住环境安静,建立合理的生活规律。对病情重者做到 24 小时有人陪伴,轻者在老人活动时加强看护。尽可能不要让老人单独外出,以免走失;老人的口袋里必备安全卡,上面要有名字、年龄、家庭地址、联系电话以及所患的疾病。家中也要有安全措施,比如让老人穿防滑软底鞋;有棱角的地方包软垫;保持家里清洁,东西及时收纳;浴室、卫生间安装扶手;床的位置放低,必要时安置床档等。

(3) 重营养,巧安排: 老人的饮食应丰富多样,以高蛋白、低脂肪、高纤维素、易消化软食为主,忌烟酒,鱼、虾类要代为挑刺、剥壳。合理安排进食时间,少食多餐,两餐之间给予水果、点心等。合并有糖尿病的老人还要注意监测血糖。

（4）重训练、缓进展：鼓励老人做简单的家务劳动，训练其基本生活技能。鼓励老人多散步、多晒太阳等。同时，可以在社区康复师的帮助下帮助老人进行居家康复训练。

（5）重观察、常询问：痴呆老人反应迟钝，要悉心观察老人的言行、举止和心理状况，防止潜在的危险性行为；还要注意观察老人的精神状况、食欲、大小便情况等，如有异常，及时就诊。对于合并高血压、糖尿病等疾病的老人，更要经常测量血压、血糖，询问有无不适症状，以免病情加重，危及生命。

总之，如果家中有痴呆老人，请不要回避、不要忌讳，尽早陪护老人就诊；正确、良好的居家照顾，可以延缓老人的病情进展，给痴呆老人一个更美好的晚年。

（上海市徐汇区徐家汇街道社区卫生服务中心　蔡　燕）

50. 为什么会得抑郁症

生活中，我们时不时会听到某某名人得了抑郁症，某明星因为抑郁症自杀等。什么是抑郁症？抑郁症又称抑郁障碍，以显著而持久的心境低落为主要特征。抑郁症的本质其实是一种对自己的失望与不满。抑郁症患者常出现自我评价降低，产生无用、无望、无助和无价值感，严重者甚至产生对自己的愤怒，对外界的恐惧等。这种情感是从内心深处涌现的，渗透在整个生活中。"做什么都是无用的"，这是抑郁症患者最直接的体验。

抑郁症按生物学因素可分为反应性抑郁与内源性抑郁两类。这种分类能够帮助我们部分了解产生抑郁症的原因。

反应性抑郁症常由于明显的不可控的生活事件"导火索"，特别是人际关系方面的丧失与心理因素共同作用所导致，如失恋、离婚、失业等。性格内向、社交能力差、软弱、依赖性强的人面对"导火索"时，认识和行为上的应对方式是非积极的，如否认、逃避、认识歪曲等，常常怨天尤人；此外，是否发病还与人格、社会的支持、本人的健康状况等多种因素有关。能否获得良好的社会支持，对缓冲心理压力，减少发病具有重要意义。

内源性抑郁往往没有明显的生活事件起因，是由躯体"内部"因素所引起，如有遗传性家族史，少部分可能找到不良刺激因素。尽管这些不良刺激并非发病的根本原因，但多数情况下是一种诱因。对于个人的成长来说，心理机制的成熟可以追溯到幼儿期，早期暴露于被忽视、缺乏安全、爱和照顾的养育环境中，成年后，其发生抑郁症的风险就越高，抑郁心境、兴趣丧失及无价值感就会表现得越强。

抑郁症是可以预防的。首先，要在日常生活中适当安排一些健康娱乐活动，保持良好的生活环境。其次,保证充足的睡眠,睡眠是拥有良好心情的重要因素。最后,要明白一个道理:我们无法主宰世界,但是我们可以调节自己的情绪。学会自我欣赏,肯定自己的优点、长处,坦然面对不良刺激,这样才能拥有良好的心境。

(上海市嘉定区安亭镇黄渡社区卫生服务中心　张志伟)

—— 专家简介 ——
张志伟

张志伟,上海市嘉定区安亭镇黄渡社区卫生服务中心预防保健科科长,预防保健主管医师。毕业于上海市同济大学预防保健专业专科、交通大学预防保健专业本科。长期从事预防保健工作。

51. 干眼症是怎么回事

最近,老王无缘无故就会流眼泪,而且是一阵一阵的,尤其到了春天更加厉害。她就赶紧去医院看,医生给老王做了详细检查,告诉老王泪道是通畅的,目前这种症状都是干眼症引起的。

老王疑惑了,干眼症?可是我一直都在流眼泪呀?怎么会干呢?湿湿的呀!医生告诉她,为了保证眼睛的湿润,人的泪腺每天都在不停地分泌泪液。分泌出的泪液,有些被蒸发掉,有些留在眼睛里,还有一些从泪道流到鼻腔排泄出去。正常情况下用眼,是不会出现干眼症的。若长时间从事计算机操作、汽车驾驶、读书及其他精细作业,眨眼次数减少,会引起眼睛的干涩、烧灼和异物感等,这些症状同样也会刺激泪腺在短时间反射性地分泌大量泪液,超出了泪道排出系统的负荷,而引起阵发性流泪。那什么原因会引起干眼症呢?

有很多原因都可以引起干眼症。例如类风湿关节炎、糖尿病、哮喘、白内障、青光眼及红斑狼疮等这些疾病本身就可以引起干眼症。另外环境中烟雾、紫外线、空气污染、空调和气候干燥,可以增加泪液的蒸发,从而导致眼睛干涩。还有就是长时间面对电脑、手机等,眼睛眨眼比较少,也会造成眼睛干涩。最后就是老年人泪液的产生随年龄的增加而减少,而泪液分泌减少,就会出现干眼症。

医生告诉老王干眼症发病率随着年龄增加,女性多于男性。所以一旦发现有干眼症症状:眼疲劳、异物感、干涩感、烧灼感、眼胀感、眼痛、畏光、眼红等,要及时到医院诊治,找出病因,对症用药。另外,现在是电子产品时代,从小孩到老头、老太太们经常抱着手机看,这样不好。大部分干眼症都是用眼习惯不当引起。所以,保持良好的工作、生活习惯和用眼习惯是预防干眼症的有效手段。

(上海市普陀区长风街道长风社区卫生服务中心　宋建玲)

52. 烫伤后在家中的正确处理方式

在我们的日常生活中,经常会碰到皮肤烫伤的情况,尤其是在夏天。烫伤后不要惊慌失措,根据烫伤的严重程度,选择恰当的现场处理方式,将有助于减少疼痛,防止伤情的进展。

用冷水冲洗伤口:被烫伤后首先要做的就是迅速降温,可以将烫伤部位放在自来水下冲洗,时间一般在10～30分钟,直到伤口不再感到疼痛为止。在冲洗过程中,注意自来水不要开得太急,因为水压太高可能会损伤伤口。由于冰水也会损伤烧伤区域,因此用冰块敷或冰水冲也是不可取的。

不要急切地脱去衣物:如果烧伤或是烫伤部位有衣物的话,在经过凉水冲洗之后,可以用剪刀将衣物小心剪开,切记不能直接拉扯衣物。不然的话会使烫伤部位的皮肤脱落,加剧伤口的疼痛感,也不利于伤口的复原。

正确处理水疱:烧烫伤的水疱如果比较小,不要弄破,以免留下瘢痕。如果水疱较大或处在关节活动易破损处,则需用消毒针扎破水疱,如果水疱已经破掉,则需用消毒棉签擦干水疱周围流出的液体。

用纱布进行包扎:烧伤后的创面可以用清洁的纱布覆盖,进行包扎,从而起到保护创面、预防感染的作用。注意伤口不要涂抹有颜色的药物,如红汞、龙胆紫,以免妨碍对创面的观察和深度的判断。不要涂抹不易清除的物质,如香油、牙膏、酱油等,因为这些物质不仅对伤口起不了任何的保护治疗作用,反而容易造成伤口的感染。

保护好伤口:伤口应避免在阳光下直射,包扎后的伤口不要触水,烫伤的部位也不要过多活动,以免伤口与纱布摩擦,延长伤口的愈合时间。

我国台湾地区过去也是火灾和烧烫伤的高发地区,在烫伤急救中提出了"冲、脱、泡、盖、送"五字原则,并广为宣传,起到了很好的救治效果。其中"冲"就是烫伤后及时用冷水冲淋降温,"脱"就是脱去浸满热液的衣物,"泡"是冷疗,"盖"是指用干净的敷料覆盖创面,"送"是指及时妥善的送医就诊。

总之,平时熟知一些烫伤预防和治疗的急救常识,对避免烫伤损害的发生是非常有帮助的。

(上海交通大学医学院附属瑞金医院　童建菁)

—— 专家简介 ——

童建菁

童建菁,上海交通大学医学院附属瑞金医院特需医疗保健中心副主任医师,上海市医学会全科医学分会委员,上海医师协会急诊分会秘书,美国心脏协会基础生命支持、高级心血管生命支持主任培训导师,擅长心血管疾病和未分化疾病诊治。

53. 要不要接种肺炎疫苗

最近小区的刘阿姨很纠结,社区医院开展 60 岁以上老人免费接种肺炎疫苗,她很想去接种,又担心会对身体有伤害,到底要不要去接种呢?

由于 SARS(非典型肺炎)流行,老百姓对非典有了一定的认识。但是,典型肺炎又是怎样的呢? 我国每年约有 250 万例肺炎发生,12.5 万人因肺炎死亡,在各种致死病因中居第 5 位。老年人或久病体衰者伴发肺炎时,病死率尤高。

通常典型肺炎是指由肺炎球菌或肺炎链球菌引起的肺炎。在世界范围内,有 5%~10% 的健康成人和 20%~40% 的健康儿童是肺炎球菌的携带者。肺炎球菌一般寄居在正常人的鼻咽部,平常不会发病,当人体免疫力下降时,如感冒、劳累后肺炎球菌即可乘虚而入,引起各种疾病。不同人群感染肺炎链球菌的风险不同,婴幼儿和老年人的风险相对较高,有慢性基础性疾病和免疫功能低下的人群也容易得该类疾病。这类人群发病时,病情大多危急,严重时可以危及生命。

接种肺炎疫苗是预防肺炎链球菌性疾病最为有效的方法,可减少婴幼儿和老年人呼吸道感染、抗生素使用和住院等情况。肺炎疫苗接种也很安全,不同品种适用于不同的人群: 7 价结合疫苗适用于 3 月龄~5 岁人群;23 价多糖疫苗适用于 2 岁以上高风险患病人群,如 65 岁以上老年人、2 岁以上高危儿童、患慢性病者、体弱、免疫功能低下等人群。

在免疫力正常的人群中,肺炎疫苗预防肺炎球菌导致严重感染的效力为 80% 左右,即使免疫力低下的人接种肺炎疫苗也可以预防肺炎球菌导致的严重感染,效果达到 50%~60%。一次接种肺炎疫苗的保护期限一般为 5 年左右。

当然,也不是所有人都适合接种肺炎疫苗,需要咨询社区的医生,排除一些禁忌情况后才能接种。

(上海市长宁区虹桥街道社区卫生服务中心 严 澜)

54. 学校有"情况"，还要不要去上学

小敏的学校里最近有些"情况"，小朋友们陆续请假不来上学了。小敏好羡慕，也想让妈妈和老师请假，可是，怎样的"情况"可以待在家里呢？

常见的"情况"包括：

麻疹：急性呼吸道传染病，有发热、上呼吸道炎症、麻疹黏膜斑等。患者需隔离至出疹后 5 天。对密切接触者应医学观察 21 天，密切接触者应急接种疫苗。

猩红热：急性呼吸道传染病，有发热、头痛、杨梅舌、皮疹等。患者需隔离不少于 7 天。对密切接触者医学观察 7～12 天。

流行性感冒：急性呼吸道传染病，有高热、全身肌肉酸痛、乏力、呼吸道症状等。患者需暂停上学，退热 48 小时后解除隔离。对密切接触者医学观察 3 天。

流行性腮腺炎：儿童及青少年常见呼吸道疾病，有腮腺肿痛、发热、头痛等，患者需隔离 3 周。对密切接触者医学观察 3 周。

水痘：急性呼吸道传染病，可有周身性皮疹、发热、全身乏力等，患者需隔离至脱痂为止或出疹后 7 日。对密切接触者医学观察 3 周，密切接触者可应急接种疫苗。

急性出血性结膜炎(红眼病)：眼部传染病，有结膜下出血、眼痛、畏光等，患者需隔离至症状消失。对密切接触者无规定医学观察期。

手足口病：肠道病毒引起的传染病，一般为消化道、呼吸道及接触传播。患者需隔离至症状消失后一周，一般全程 2 周。对密切接触者医学观察 2 周。

肺结核：呼吸道传染病。患者需暂停上学，排菌期应做好隔离，医生出具复学证明方可入学。对密切接触者无规定医学观察期。

针对上述常见传染病，幼儿园或学校会要求患儿暂停上学，进行相应时期的隔离，避免造成相互间的传染。而作为家长，当疫情来临时，注意孩子个人卫生及环境卫生，尽量杜绝传播途径；关注饮食与锻炼，给孩子一个强健的身体；跟进孩子的预防接种情况，并教会孩子一些简单的防疫方法，有效防控各类疾病。

（上海市黄浦区豫园街道社区卫生服务中心　夏　青）

—— 单位简介 ——

上海市黄浦区豫园街道社区卫生服务中心是上海市示范社区卫生服务中

心、上海市住院医师规范化培养社区基地及全国"关爱生命奉献爱心"先进集体。在家庭医生制度建设、中医适宜技术推广、社区康复、舒缓疗护等方面做出了诸多探索。

55. 如何应对诺如病毒

小林最近参加学校组织的 4 天 3 夜旅游考察活动,回来后有很多同学出现了上吐下泻的症状,校医担心可能诺如病毒感染,建议大家去医院检查。

"诺如"的名字听起来文静,可它却是一种感染性强、"急性子"的肠道病毒,常在社区、学校、餐馆、医院、托儿所、孤老院等处引起集体暴发腹泻。儿童患者多为呕吐,成人患者多见腹泻,一天内可腹泻 4～8 次,粪便为稀水便或水样便,也可有头痛、寒战和肌肉痛等症状,严重者可出现脱水症状。

"诺如"真是无孔不入:被污染的手、呕吐物或粪便污染的物体表面可直接污染食物,或者通过附近呕吐物细小飞沫污染。食用诺如病毒污染的食物或饮料、接触诺如病毒污染的物体或表面、接触感染者(如照顾患者,与患者同餐或使用相同的餐具)都可能感染这种病毒。

所以预防"诺如",一是要勤洗手。二是注意饮水、饮食卫生,不喝生水,多喝开水,定期清洗饮水机。生熟一定要分开;瓜果食用前一定要洗净、去皮;贝类海产品一定要煮熟煮透才能吃。三是尽量避免去人群聚集的公共场所活动,尤其是婴幼儿及体弱多病者。四是保持室内空气流通,营养均衡,积极体育锻炼,增强体质。

如果家里有人感染了诺如病毒,怎么办? 首先不能慌,切记诺如病毒感染并不需要吃消炎药。轻症者一般 3 天左右症状即可消失。如果家里的宝宝、老人出现呕吐、腹泻比较严重,请医生进行对症治疗亦可康复。需要注意:患者须居家隔离休息,待症状完全消失后 72 小时方可出门;在发病至痊愈期间患者要注意个人卫生,经常洗手,不为他人准备食物、不照料他人,尽量戴口罩,最好用公筷或采用分餐制;做好室内开窗通风,及时用含氯消毒剂处理、清除患者的呕吐物、排泄物,彻底消毒衣物或床单。

(上海市长宁区虹桥街道社区卫生服务中心　赵晓华)

56. 战"痘"到底,你准备好了吗

水痘,想必大家都不陌生,甚至许多人都与之"亲密接触"过。就让我为你揭

开它神秘的面纱,一睹它的"庐山真面目"吧!

水痘是由水痘-带状疱疹病毒引起的急性传染性皮肤病,其传染源是水痘患者。病毒存在于患者的皮疹疱液、病变黏膜、血液、呼吸道分泌物中。空气飞沫或直接接触是主要传播途径,也可通过被污染物传播。传染期从患者出疹前1~2天至出疹后4~5天或至皮疹全部结痂为止。疱疹痂皮已无传染性。

水痘有10~21天的潜伏期,大龄儿童和成人会出现低热、厌食、头痛等上呼吸道症状。1~2天后出现皮疹,一般按躯干—头部—面部—四肢的顺序发展,部分患者会有口腔、结膜、阴道黏膜疱疹。开始时为红色疹子、数小时后变为深红色丘疹,再经数小时后变为疱疹。典型疱疹呈卵圆形,壁薄易破,周围绕以红晕,疱疹之间有正常皮肤。疱疹形成后1~2天,就开始从疱疹中心部位干枯结痂;再经数天,痂壳即开始脱落,约2周脱尽。水痘皮疹一般分批发生,在前一批皮疹逐步演变愈合的过程中,新的一批疱疹又出现,导致各阶段皮肤损害可在同一时间内并存于同一患者。若皮疹破溃继发感染,侵及真皮,可留有瘢痕。

水痘一旦传入幼托机构、校园常可造成连续传播、局部暴发,直至易感者全部感染,常集中于春秋季开学后。疫情发生后,患者应隔离对症治疗,直至全部疱疹结痂。在暴露后3~5天内对易感者进行应急接种,可有效降低或阻止疾病发生和缩短爆发的持续时间。大量研究表明,接种水痘疫苗可有效降低发病率和死亡率。世界卫生组织建议对无水痘史青少年和成人均应接种水痘疫苗。但任何疫苗的保护效果都不能达到100%,少数人接种后未产生保护力或仍然发病,这与疫苗本身特性和受种者个人体质有关。

(上海市静安区共和新街道社区卫生服务中心　杨春菊)

— 专家简介 —

杨春菊

杨春菊,毕业于同济大学医学院护理本科,主管护师。现就职于上海市静安区共和新街道社区卫生服务中心,从事预防保健工作近10年。

57. 吃鸡肉到底会不会感染禽流感

每年春节前后,禽流感总是出现在公众的视野中,"某市某人,因在某饭店吃大盘鸡感染H7N9禽流感死亡,参与抢救的医生已经被隔离……"这样的谣言总是充斥在我们的周围。此外,"肯德基""泡椒凤爪"等也被造谣生事者拿来传播虚假消息。那么,我们吃鸡肉到底会不会感染禽流感呢?

　　首先需要了解什么是禽流感。通俗来讲,禽流感就是鸟禽类流行性感冒,是由甲型流感病毒的一种亚型病毒(也称禽流感病毒)引起的动物传染病,通常只感染鸟类,少见情况会感染猪、马、海豹和鲸等各种哺乳动物及人类,好发于春冬季,目前常见的亚型有 H5N1、H7N7、H9N2 以及 H7N9 等禽流感。禽流感有着一般流感的特性——"怕热不怕冷",普遍对热敏感,56 ℃加热 30 分钟,60 ℃加热 10 分钟,65~70 ℃加热数分钟或煮沸(100 ℃)2 分钟可使该病毒灭活。阳光直射 40~48 小时或用紫外线直接照射,可迅速破坏其传染性。但病毒对低温抵抗力较强,于零下 20 ℃或真空干燥环境下可长期存活,在有甘油保护的情况下可保持活力 1 年以上。

　　导致人类感染这类病毒最重要的危险因素,是直接或间接暴露于受感染活禽或带毒禽类污染的环境。目前,我国确诊的 H7N9 病例,绝大多数发病前有活禽的暴露或接触史,以暴露于有活禽售卖的农贸市场的比例居多。因此不接触活禽及其分泌物,避免到活禽市场仍然是有效的防护措施。

　　H7N9 病毒在屠宰后的禽类体内存活时间很短,尚没有证据显示 H7N9 病毒能通过妥善处理的禽类或禽蛋类传播给人类。所以,吃煮熟的食物不会感染 H7N9 病毒,正常的烹调温度就能够使流感病毒灭活,吃正确制备及烹饪的肉,包括禽类,都是安全的。

(上海市嘉定区安亭镇黄渡社区卫生服务中心　张志伟)

58. 打了 EV71 疫苗,就一定不会得手足口病吗

　　对手足口病,相信许多家长都不会陌生。此病多发生于 5 岁以下的儿童,普通病例一般症状较轻,主要出现发热及手、足、口等部位的斑丘疹或疱疹等特征,多在一周内痊愈,预后良好;少数病例(尤其是小于 3 岁者)病情进展迅速,在发病 1~5 天出现脑膜炎、脑炎等,存活病例可留有后遗症;极少数病例病情危重,可致死亡。

　　许多家长在预防接种的时候都看到了"EV71(手足口病)疫苗"的介绍折页,对于这个新型的"EV71 疫苗"产生了疑问,这个"EV71 疫苗"＝"手足口病疫苗"吗? 接种了"EV71 疫苗"能防止手足口病完全不发吗?

　　这个问题得从什么是手足口病开始说起。手足口病,是一种"一病多原"的疾病,意思就是一种疾病可以由多种病原体导致。确实,手足口病是由多种肠道

病毒感染所致,主要分 EV71、CA16 和其他肠道病毒,而"EV71 疫苗"全名叫作"肠道病毒 71 型灭活疫苗",顾名思义,这种疫苗只能预防 EV71 病毒感染所导致的手足口病,不能预防其他肠道病毒(包括 CA16)感染所致的手足口病。

那么有人说了:接种 EV71 疫苗不能完全防止手足口病不发,那么也就不需要接种了。其实这种观点也是错误的,从上海市疾病预防控制中心发布的数据来看,2008—2015 年,我国报告的手足口病实验室诊断病例中,40%的轻症病例、74%的重症病例和 93%的死亡病例检出 EV71 病毒感染,因此 EV71 是导致手足口病重症和死亡病例的主要病原体,"EV71 疫苗"对于由 EV71 感染引起的手足口病的保护效力达 90%以上,这种疫苗虽然无法预防所有的手足口病发病,但是对于预防重症和死亡病例的发生有重要的意义。

目前,建议 EV71 疫苗接种对象为 6 月龄易感儿童,越早接种越好;鼓励在 12 月龄前完成接种程序,以便尽早发挥保护作用。对于 5 岁以上儿童,不推荐接种 EV71 疫苗。

(上海市嘉定区安亭镇黄渡社区卫生服务中心　张志伟)

CHAPTER FOUR

4

调 生 活

1. 吃得淡些好

高血压与盐摄入过多有着直接的关系,这一点常被忽视。高血压的患者大多不知道要控盐,在许多健康教育的读物中亦很少强调控盐之事。结果是我国人均耗盐量世界第一,而有高血压患者近 2 亿,亦是世界第一。

据生理学家研究,每人、每天只约需盐 1.4 克而已。我国民众在饮食上素重口味,近年经济发展、生活改善,菜肴品种多、数量大,盐耗用量日增。据调查人均每日摄入皆在 10 克以上,北方一些地区甚至高达 15~18 克之多。

盐摄入过多对健康最大的影响是诱发高血压。当盐摄入过多时,血液中盐分便会将身体组织里的水分吸收到血液中来。血中盐分增高,还会令人觉得口干,于是便要喝水,这些水会被盐保留在血液之中,使血液循环流量增加,心脏被迫加强收缩力度,从而增加了对血管壁的冲击力:血管中的流量增加,也必定增加对血管壁的压力,血压因此升高。

高血压虽然可以毫无症状,但高血压损伤血管,促成动脉粥样硬化,成为心脑血管病的主要致病因素之一,高血压也是肾动脉硬化、肾功能衰竭的重要病因。故防治高血压在我国,实为防治慢性病之重点。而欲防治高血压,控制盐的摄入则亦应列为重点。盐摄入过多还能损伤胃黏膜,亦与胃部疾病、甚至胃癌有关。

我国《中国居民膳食指南 2007》指出:每人、每天盐摄入量应低于 6 克。西方人吃得淡,如美国统计人均每日摄入盐约 3.7 克,即使如此,美国的一些健康团体仍在发起"减盐运动",希望将人均每日耗盐量压缩到 2.8 克。据他们估算,若能成事实,美国每年将因此减少 20 万例死亡。对照于我国,差距实在是太大了。

最近我国政府发布的《中国慢性病防治中长期规划(2017—2025 年)》,明确提出的奋斗目标中就有到 2025 年全国每日人均食盐摄入量降 15%,看来是一个比较务实的提法。不过我国民众口味素重,多以淡即无味,要让全国人口每日人均食盐摄入量降 15%并非易事。

需知,此处所指的"盐",还应包括酱油中的盐以及各种腌制食品中的盐。日常生活中摄入多少盐,确也难精确计算,但我国民众应该建立"吃得淡些有益健康"的理念,争取吃得淡些、更淡些才好。

(复旦大学附属中山医院　杨秉辉)

2. 都需要"增强免疫力"吗

在现代医学的词语中"增强免疫力",大概是为广大民众所熟知的词语之一。其原因应是与以往传染性疾病流行有关。要阻止传染病的流行便要隔离和治疗患者、切断传播途径、保护尚未染病的人群,最有效的办法是"打防疫针"。"打防疫针"的目的便是增强人们的免疫力,不生这些疫病。

在社会进步的前提下,近代医学发展,在许多国家,如我国,急性、烈性传染病大多已被控制。感染性疾病,如感冒、气管炎、肺炎、肠炎、泌尿道感染之类虽亦因细菌、病毒等引起,但传染性不强,故患者不必隔离,非病之人一般亦不必打防疫针。

增强对传染病、感染性疾病的免疫力当然是好。不过如今对人们的健康威胁最大的是心脑血管病、糖尿病、癌症、慢性呼吸道疾病等,却皆与之无关。"增强免疫力"并不能预防此类疾病。即如癌症,在讨论其发病因素时,虽亦说到"老年人免疫力下降"容易发生癌症,不过与癌症相关的"免疫"为由胸腺主导的细胞免疫。

胸腺是胸骨后面的一个如栗子大的腺体,其所产生的胸腺素支撑了抑制癌症发生的细胞免疫功能。人到中年以后胸腺萎缩,细胞免疫功能下降,是中老年人癌症高发的因素之一。但这与通常所说预防传染病、感染性疾病的属于"体液免疫"的免疫功能并不是同一回事。

随着现代医学研究的进步,近些年来却又发现有一大类疾病却是与免疫功能亢进、严格地说是与免疫功能紊乱有关,因为这些患者亢进的免疫功能产生了许多"抗"自身组织的"抗体"。"大水冲了龙王庙",人体因此生病,而此类疾病治疗不易、根治更难或无望。这类疾病过去多称为结缔组织病或胶原性疾病,如今则多将其归属于"风湿性疾病"一类,包括红斑狼疮、风湿热、类风湿关节炎、血管炎等等。所以人体的免疫功能也是一把双刃剑,过犹不及。

如今在临床医疗工作中已经很少有要关照患者增强免疫力的情况了。但是这个"增强免疫力"的口号却被保健品商人接了过去,贴在他的商品上,让许多从当年传染病、感染性疾病盛行时期过来的中老年人中招。

其实,"增强免疫力"是个泛泛之词,比如说弄个大饼吃吃也能"增强免疫力",假如此人已经饿了三天的话。

(复旦大学附属中山医院 杨秉辉)

3. 什么是匀浆膳

南宋大诗人陆游钟情食养,留诗为证:世人个个学长年,不悟长年在目前。我得宛丘平易法,只将食粥致神仙。

许多食物即药物,它们之间并无绝对分界线,正所谓医食同源。所以古代医学家常把食物的功用、主治与药物等同起来。清代医家张璐在《本经逢源》中说:"以食带药",提出了世代传诵的"药补不如食补"的理论。

当今随着物质生活水平明显改善,人的寿命延长,心脑血管疾病高发,老龄化进程加剧。研究显示:吞咽功能障碍在老年人群中数量激增,87%的老年人存在不同程度的进食困难,68%的老人存在吞咽障碍。他们常常面临严重的营养不良,而匀浆膳既能充分保证人体所需营养,又能改善部分进食障碍。

匀浆膳是根据人体的营养需要及饮食特点,精选优质蛋白粉、大豆蛋白、奶粉、鱼、肉等高蛋白营养食品配料,配以大米、新鲜蔬菜粉、植物油等。

(1)食物组成:麦芽糊精、鸡肉、鸡蛋、蔬菜、植物油、食盐、大米粉、乳蛋白、胡萝卜粉、藕粉、山药、可溶性膳食纤维、复合维生素、复合矿物质。

(2)食品特点:所含营养成分与正常的膳食相似,各种营养是由天然食物提供,是一种能量充足、比例恰当、营养成分齐全的平衡膳食。且在体外粉碎,故容易消化,其 pH 值呈弱碱性,渗透压适中,因此对胃肠道无刺激,不易引起腹胀、腹泻。

(3)适用人群:体弱多病、食欲不振的亚健康人群,以及老年人;慢性疾病,急性创伤,咀嚼、消化功能障碍者;危重疾病、癌症及手术患者。特殊情况应谨遵医嘱。

(上海市黄浦区打浦桥街道社区卫生服务中心　陶伊莉)

—— 单位简介 ——

上海市黄浦区打浦桥街道社区卫生服务中心以"瑞金-卢湾"医联体为依托、家庭医生团队服务为基础,承载着辖区内 17 个居委、6 万余常住居民的预防、保健、医疗、康复、健康教育和计划生育技术指导"六位一体"的社区卫生服务。

4. 冬季进补还要"跟着颜色走"

俗话说得好,"冬令进补,春天打虎"。冬天通过调补,到春天不容易得病。冬令进补与平衡阴阳、疏通经络、调和气血有密切关系。冬季进补还要"跟着颜色走"。

在中医的五色五形理论中,黑色独入肾经,能够益肾强肾,因此,人们不妨在冬季多吃些黑米、黑豆、黑芝麻、黑木耳、乌鸡等食物。黑米具有健脾暖肝、补血益气之效,冬季食用对补充人体微量元素大有帮助。黑枣含有蛋白质、糖类、有机酸、维生素和磷、钙、铁等营养成分,中医认为黑枣性温味甘,具有补肾与养胃功效。

冬季干燥,有人喜欢大杯大杯地喝水,但燥气伤阴,喝进多少,排出多少,因而光喝水并不奏效。中医认为,解除燥热多用润法。根据五行五色的原理,不妨多吃一些"白色食物"。例如,黄豆芽含蛋白质、脂肪、糖、粗纤维、钙、磷、铁、胡萝卜素等多种营养素,能清热明目、补气养血,防止牙龈出血,有效地防治维生素 B_2 缺乏症。人们常说冬天吃萝卜赛过吃人参,萝卜所含的多种营养成分能增强人体的免疫力,还含有能诱导人体自身产生干扰素的多种微量元素,对防癌、抗癌有重要意义。

冬季要注意养肝,绿色食物有益肝气,还能消除疲劳、舒缓肝郁,多吃些深色或绿色的食物能起到养肝护肝的作用。以秋葵和青椒为例。秋葵含有果胶、牛乳聚糖等,具有帮助消化、预防胃炎和胃溃疡、保护皮肤和胃黏膜之功效,被誉为人类上佳的保健蔬菜之一。其含有铁、钙及糖类等多种营养成分,有预防贫血的效果。青椒能增强人的体力,缓解因工作、生活压力造成的疲劳。其特有的味道和所含的辣椒素有刺激唾液和胃液分泌的作用,能增进食欲,帮助消化,促进肠蠕动,防止便秘。

(上海市黄浦区打浦桥街道社区卫生服务中心　任　玲)

5. 营养失衡对人体的危害

随着社会的发展,人们的生活水平不断提高,如何选择吃的东西、怎么健康地吃,成为了人们关注的话题。

人们因为种种不良习惯容易造成营养失衡。有些人图省事,为节约时间和精力做一次饭吃三顿,或工作忙,对三餐马虎。这样的饮食结构往往十分单一,也不新鲜。隔夜菜中虽然亚硝酸盐含量不会严重超标,但营养成分会相对流失。

长此以往,人体会缺失一些必需的营养元素,这会造成一定的不良后果。蛋白质摄入不足会引起营养不良。缺乏维生素 A 会引起视力下降、眼疲劳、皮肤干燥瘙痒等。钙的摄入不足,少晒太阳,维生素 D 合成不足,会导致成年人骨质疏松。因我国食用精细谷物的特殊性,可能造成 B 族维生素的缺乏,引起反应迟钝、口角炎等。维生素 C 摄入不足会影响铁的吸收,缺铁会导致贫血。纤维素摄入的减少容易造成便秘,降低了预防肠道息肉、肠癌的效果。当然还有其他一些营养素没有提及,在此就不一一列举了。只有合理搭配,丰富饮食结构才会减少这些情况的发生。

营养过剩同样会产生一系列问题。高能量、高蛋白、高脂肪、高盐饮食会引起肥胖、高脂血症、高血压、冠心病、糖尿病等一系列疾病,甚至可能会与某些肿瘤发生有一定的联系。我们需要控制脂肪的摄入,选择牛肉、去皮鸡肉、瘦猪肉等相对脂肪含量少的肉类,少吃含有反式脂肪酸的垃圾食品。高血压患病率与食盐摄入量密切相关,中国营养学会建议,每日食盐摄入量不超过 6 克。糖尿病患者吃高升糖指数的食物将对血糖控制不利,应尽可能选择生糖指数低的食物,但总量也要控制。

总之,营养失衡会对人体产生各种危害,我们要防止营养失衡。因此,我们需要合理的饮食,控制总能量,限制脂肪,适量食用肉制品,多吃水果蔬菜,达到平衡。

(上海市嘉定区嘉定镇街道社区卫生服务中心　沈　莲)

6. "甜蜜的负担"如何破

正确的饮食能够帮助控制糖尿病,但是什么是正确的饮食呢？大部分人知道得了糖尿病不能吃甜的东西,我们不能否定这种说法。但是以这样的认识去指导糖尿病病友的饮食,则太过片面甚至无益于病情的控制。

因此我们首先要充分认识"糖"。从两个方面入手,一方面是"量",要知道日常生活中我们吃到嘴巴里感觉甜甜的东西中大部分含有"糖",比如糖果、葡萄干、饼干、甜味的饮料……这个人们基本上不会认错。但是一些含"糖"大户却没有甜味,往往被大家所忽视,比如能让我们有饱腹感的主食:米饭、面条、馒头、花卷……为了避免这种主观的误会,我们就要认识"糖"的另外一个学名"碳水化合物"。国家有相关的法律规定食品的包装袋上必须标明该食物的"碳水化合物"含量,选择低"碳水化合物"食物有助于我们控制血糖。另一方面就是"质",部分糖尿病病友对以上食物的含"糖"量把握比较准确,严格遵医嘱用药、运动的同时也严格限制含"糖"食物的摄入,但是血糖控制依然不够理想,而且身体健康状况不佳。这又是什么原因呢?

"营养全面"是保证我们身体健康的重要因素,严格限制食物摄入的同时也限制了许多对身体有益的营养摄入。所以我们不但要从"量"的角度来控制"糖",更要从"质"的角度来全面理解"糖"。

而评价食物中"糖"的"质"的概念叫做"血糖生成指数",也叫 GI,经过科学家的研究,已经测定出我们日常生活中大部分常见食物的血糖生成指数,在选择食物的时候应该尽量避免选择血糖生成指数大于 70 的食物。实验发现多种食物混合物的血糖生成指数低,例如馒头的血糖生成指数是 88.1,但是馒头和青菜炒鸡蛋一起吃,那血糖生成指数为 48.6;米饭单独的血糖生成指数是 83.2,而米饭和鱼混合后,血糖生成指数变成了 37.0。所以选择多种食物搭配,保证营养的全面摄入也能有效控制血糖。

(上海市黄浦区打浦桥街道社区卫生服务中心　林妍君)

7. "少吃动物油,多吃植物油",这句话对吗

根据《中国居民膳食指南》的推荐,每人每天油的摄入量应为 25～30 克。很多人都知道不能吃太多的油,却不知道怎么选择有利于健康的油。有的油人体相对缺乏,需要补充;有的油对身体不利,需要少吃。很多人认为动物油脂肪含量过高,觉得少吃动物油、多吃植物油好,其实并不是这样的。

目前,平衡膳食的健康意识已经深入人心,对于食用油,中国营养学会提出了摄入脂肪酸 1∶1∶1 的概念,具体是指饱和脂肪酸、单不饱和脂肪酸和多不饱和脂肪酸各 1/3。饱和脂肪酸摄入过多,容易发生高血压、冠心病、肥胖等疾病;摄入不足,人体能量供给不足。单不饱和脂肪酸可在人体内自身合成,不是人体必需,虽然多食无害,但是单一食用,必需脂肪酸摄入不足,影响身体功能。而过多摄入多不饱和脂肪酸对身体也不利,长期大量食用,这些多不饱和脂肪酸在人体内极易氧化,某些氧化产物有可能会加速衰老和导致癌症。

从另一个角度说,"少吃动物油",这话不全对,猪、牛、羊等陆生生物的油的确要少吃。这些油通常含有 50% 左右的饱和脂肪酸,多食无益,而鱼油中含有多不饱和脂肪酸,对心血管有很大的益处。"多吃植物油",对于这种观点,很多人也是只知其一不知其二,可可油、椰子油的饱和脂肪酸含量就高达 90% 以上,棕榈油的饱和脂肪酸也有 40% 之多,其他植物油虽然主要含不饱和脂肪酸,但是在食用之前需要弄清楚是单不饱和脂肪酸还是多不饱和脂肪酸。

饱和脂肪酸的主要来源是家畜肉和乳类的脂肪,还有热带植物油(如椰子油、棕榈油)。单不饱和脂肪酸主要存在于橄榄油中,这也是这些年来橄榄油受追捧的原因。亚麻籽油、胡桃油、芥花油、大豆油也是多不饱和脂肪的重要来源。

(上海市嘉定区安亭镇黄渡社区卫生服务中心　张志伟)

8. 预防骨质疏松症的饮食保健

骨质疏松症是中老年人的常见病,它发病率高、致残率高、治疗费用高,给家庭和社会造成了极其沉重的生活和经济负担。

有人说:"骨质疏松症是中老年人才会得的疾病,青年人不会得。"其实这个观点是错误的,人体内 99% 的钙是集中在骨骼和牙齿中,儿童和青少年是骨发育的关键时期,人体骨密度最高峰期是 20～30 岁,40～50 岁以后骨吸收大于骨生成,骨组织中钙量逐渐减少。所以,预防骨质疏松症应从年少时就开始,中老年人已经错过了补钙的最佳时期。

也有人说:"人老了骨头就软了,这是没办法的事情。"这个想法也是不可取的,虽然骨质疏松症的发生与年龄有关,但是中老年人如果注重饮食和补钙,坚持锻炼,同样可以延缓骨量的丢失,使得骨质丢失停止,从而预防骨折的发生。

预防骨质疏松症最关键的是增加骨强度和减少骨质的流失两个方面,在膳食中摄取丰富的钙,成人每日摄取钙不少于 800 毫克,50 岁以上 1 000 毫克以上,才能满足骨骼中钙的正常代谢。食物中钙的最好来源是奶制品,不但含量丰富,而且吸收率高。豆类、绿色蔬菜。各种瓜子,也是钙的较好来源。少数食物如虾皮、海带、发菜、芝麻酱等含钙量特别高,饮用水中也含有一定量的钙。维生素 D 是促进钙吸收的主要因素,有利于防止骨质疏松症的发生,含维生素 D 较高的食物有鱼肝、鱼油、鸡蛋、小牛肉、海水鱼等。另一方面,谷物中的植酸,某些蔬菜如菠菜、竹笋中的草酸,脂肪消化不良的脂肪酸以及抗酸药、肝素等都不利于钙的吸收。同样,高盐、高蛋白饮食也能明显提高体内钙的流失量。

预防骨质疏松症的饮食应该荤素搭配,口味清淡。不吸烟,不饮酒、浓茶、咖啡,多食蔬菜、水果,对于预防骨质疏松症有着重要的意义。同样,坚持户外活动,增加日光照射,坚持锻炼也是预防骨质疏松症的良好途径。

(上海市嘉定区安亭镇黄渡社区卫生服务中心　张志伟)

9. 健康科学的膳食，你做到了吗

人们常说"民以食为天"，然而不当膳食将导致各种健康问题的出现。随着社会的不断进步，人们越来越认识到健康的重要性。身体健康离不开健康科学的膳食，那么如何做到健康科学的膳食呢？

要做到健康科学的膳食，倡导平衡膳食模式是关键。平衡膳食模式就是在日常膳食中做到食物种类和品种的丰富多样、组成全面、合理搭配，满足人体营养素数量、比例的平衡，同时减少油、盐、糖的过多摄入等。人体必需的基本食物分为五大类：即谷薯类、蔬菜水果类、畜禽鱼蛋奶类、大豆坚果类和油脂类。科学证据和实践已经证明，只有多种食物组成的膳食才能满足人体对能量和营养素的需要，促进人体健康、增强体质，并且可降低高血压、心血管疾病、糖尿病、大肠癌、肥胖症等多种慢性疾病的患病风险。营养学家建议我国居民平衡膳食应做到：平均每天摄入不重复的食物 12 种以上，每周 25 种以上。不过饱饮食，同时做到每天快走 6 000 步以上。合理膳食结构比的原则是：谷薯类为主(含杂豆类)250～400 克/天；多食蔬果、奶类；适量鱼禽蛋、瘦肉；少盐(6 克/天)少油(25～30 克/天)控糖(25～50 克/天)。

要做到健康科学的膳食，还应保持良好的膳食习惯：

(1) 足量科学饮水。水是膳食的重要组成部分，饮水最好选择白开水，每天至少喝 1 500～1 700 毫升(7～8 杯)，不要感到口渴再喝水。

(2) 少喝含糖饮料。多数含糖饮料含糖量在 8%～11%，科学数据证实多喝含糖饮料增加 2 型糖尿病、肥胖、血脂异常、脂肪肝的发病风险。

(3) 少吃腌制和烟熏食品。科学研究表明，腌制和烟熏食品在制作过程中均易产生较高浓度致癌物，过多食用腌制和熏制食品可增加食管癌、胃癌、大肠癌等的发病风险。

(上海市黄浦区医疗事故鉴定办公室　崔　平)

—— 专家简介 ——

崔 平

崔平，全科副主任医师，现任上海市黄浦区医疗事故鉴定办公室主任、黄浦区卫生事务管理中心副主任。上海市医学会全科医学分会委员兼秘书、上海市医师协会全科医师分会秘书、黄浦区老年医学会副理事长、黄浦区医学会全科学组副组长。

10. 怎样清除水果、蔬菜的农药残留

蔬菜和水果是人们每天都离不开的食物,果蔬中含有丰富的维生素、纤维素,对人们的身体健康非常重要。然而农药残留问题一直是人们餐桌上的一大隐患,也是老百姓日益关注的食品安全问题之一。

果蔬上残留的农药会引起慢性腹痛、腹泻、恶心等胃肠疾病,可促使组织细胞发生癌变。残留农药进入体内,主要依靠肝脏来解毒。如果长期食用带有残留农药的瓜果蔬菜,造成肝脏超负荷工作,可能会引起肝损、肝硬化等肝脏病变。

以下几种方法可以有效清除果蔬表面的农药残留:

(1) 清水浸泡洗涤法:先用清水冲洗掉果蔬表面的污物,然后再用清水浸泡,浸泡时间不少于 10 分钟。这样清洗、浸泡 2~3 次后基本上就可以清除绝大部分残留的农药成分。

(2) 添加辅助剂浸泡洗涤法:可以添加碱(小苏打)、盐、果蔬清洗剂、淘米水(最好用头两次的)进行浸泡洗涤。将蔬菜瓜果在这样的水中浸泡 5~15 分钟,浸泡后注意要反复冲洗干净。

(3) 去皮法:这是最有效的方法,不过只适于那些带皮的蔬果。比如黄瓜、苹果等,直接用削皮器削去含有残留农药的外皮就可以了。

(4) 储存法:空气中的氧气有分解部分农药的作用,所以对一些易于保管的蔬果可以通过延长存放时间的办法,来减少部分农药残留量。比如冬瓜、南瓜等不易腐烂的蔬菜,可以放置 3 天以上再食用。

(5) 加热法:部分杀虫剂随着温度的升高,分解会加快。比如青菜、花菜、荷兰豆等,可先用清水洗净,然后在沸水中放置 2~4 分钟,再用清水冲洗干净。尽量选择当地的、应季的蔬果,也是应对食品安全的有效途径之一。

(上海市嘉定区嘉定镇社区卫生服务中心　邵　萍)

11. 糖尿病患者喝粥好还是吃饭好

喝粥是中国人的一种传统饮食习惯,已有数千年的历史,尤其在早餐。而糖尿病患者喝粥以后,血糖会大幅增加。调查发现,糖尿病患者喝粥,餐后 2 小时血糖要比进食干饭时平均高 4~6 毫摩尔/升。

这是由于粥比干饭更容易被消化吸收,所以对血糖的影响也更大。大米的

主要成分是淀粉,淀粉加水、加热后能淀粉化,使淀粉颗粒膨胀胶化形成糊精;再者加热时间长、水分多,粥摄入人体后,可广泛与消化液接触,容易被吸收。粥在胃内的排空时间相对缩短,而在小肠停留时间较长,有助于食物的消化吸收,易引起血糖迅速升高,而血糖升高又刺激胰岛素分泌,使食欲增加,有饥饿感而再进食,形成恶性循环,使胰岛负担越来越重,导致血糖更难控制。

据相关研究发现,糖尿病患者早餐进食干饭,饭后血糖较平稳,基本上达到较好的控制水平;而喝粥者饭后血糖则明显上升。由于早饭后和午饭前是一天中血糖较难控制的时段,因此对糖尿病患者来说,早餐进食干饭更有利于这一时段的血糖控制。

(上海市浦东新区大团社区卫生服务中心　方水芹)

12. 上海地区市民是否需要食用加碘盐

碘摄入量不足会引起甲状腺肿大、甲状腺功能减退、胎儿及婴幼儿发育异常等情况,我国曾经是碘缺乏病的重灾区。食盐加碘是防治碘缺乏病的最根本措施,这是被许多国家近一个世纪的防治工作所证实的,是各种补碘办法中最好的方法,它不仅安全、有效、经济和容易推广,又符合微量、长期及生活化的要求。自1995年我国开始实施普及食盐加碘策略以来,国民碘营养不良明显改善,2000年中国基本实现了消除碘缺乏病的阶段目标。

近年来甲状腺结节、甲状腺癌等疾病发病率增加,部分市民误认为是碘摄入过量导致,所以盲目食用无碘盐。事实上甲状腺疾病的高发一方面跟工作生活节奏加快有关,另一方面是由于医学诊断技术不断发展,疾病检出率明显增加。有些市民认为上海地处沿海地区,海产品摄入较多,食用加碘盐会导致碘摄入过量。事实上沿海地区饮用水和食物中碘含量并不高,餐桌上紫菜和海带等碘含量较高的食物并不多。研究表明膳食碘摄入量的63.5%来自碘盐。根据世界卫生组织推荐,成人每日碘摄入量为150~300微克,最高不超过1 000微克。碘盐平均含碘量为30毫克/千克,按每人每日摄入盐5~10克计算,每日摄碘量为150~300微克,扣除烹调和人体代谢的损失,碘的摄入量并不会超标。因此,除患有甲状腺功能亢进、甲状腺结节等不适合食用碘盐的人群外,其他市民都应该食用加碘盐。孕妇、哺乳期妇女由于其特殊生理特征,每天需要量高于一般人群,可适当多食用含碘丰富的食物,以满足自身和胎儿的碘需求。

上海已建立完善的碘营养监测系统和信息反馈机制,一旦发现人群碘摄入过量或碘缺乏情况,将采取调整食盐碘含量等一系列有效措施,防止危害人群健康的事件发生,市民朋友可以放心食用加碘盐。

(上海市黄浦区豫园街道社区卫生服务中心　胡俊峰)

—— 专家简介 ——
胡俊峰

　　胡俊峰,全科医学科副主任医师,公共卫生硕士,海峡两岸医药卫生交流协会全科医学专委会委员,现任黄浦区豫园街道社区卫生服务中心副主任,擅长常见健康问题的诊疗及随访管理等。

13. 烟瘾从哪里来

　　说起"尼古丁依赖",人们未必知道,但说起"烟瘾"却是再熟悉不过了。"烟瘾"其实就是烟草依赖,本质上是尼古丁依赖。人们常说戒烟难,许多人尝试了很多次都没有成功,屡戒屡吸,这都是尼古丁依赖惹的祸!

　　一切烟草中均含有尼古丁。吸烟时尼古丁通过口腔、呼吸道迅速进入人体,在大脑中产生和释放一系列兴奋性物质,使吸烟者感到欣快、放松,压力顿减,注意力集中。这是多么神奇的作用!

　　然而这种神奇作用只能维持短短几个小时,为了持续获得这种令人愉悦的感觉,就需要不断吸烟。久而久之,身体对尼古丁的耐受性增加,吸烟者获取相同的快感所需要的尼古丁量越来越大。这就是烟龄越长吸烟量越大的原因,有部分吸烟者即便是患了支气管炎、牙龈炎甚至肺癌等后,仍无法控制自己的烟瘾。这就是尼古丁依赖的可怕之处!

　　那么如何来评估尼古丁依赖程度呢? 让我们来问问自己几个简单的问题吧,并把几项分数记下来,算一算。

　　(1) 清晨醒来,您会过多久吸第一支烟呢? 1 小时以后(0 分),31～60 分钟(1 分),6～30 分钟(2 分),≤5 分钟(3 分)。

　　(2) 即使在禁烟场所,您都很难控制吸烟的欲望。不是(0 分),是的(1 分)。

　　(3) 哪支烟是您最不愿放弃的呢? 清晨第一支烟(1 分),其他时候的(0 分)。

　　(4) 您每天抽多少支卷烟? ≤10 支(0 分),11～20 支(1 分),21～30 支(2 分),>30 支(3 分)。

　　(5) 您早晨醒来后第一个小时是否比其他时间吸烟多? 不是(0 分),

是(1分)。

(6)您卧病在床时仍吸烟吗？不是(0分),是(1分)。

把这6道题的得分加起来,总分0~3分为轻度依赖,4~6分为中度依赖,≥7分提示高度依赖。尼古丁依赖程度越重,戒烟就越困难,不借助家人的支持、医生的指导、药物的辅助很难戒烟成功,吸烟的朋友赶紧来算算吧!

(复旦大学附属中山医院　夏慧玲、江孙芳)

—— 科室简介 ——

复旦大学附属中山医院全科是国内最早建立于临床领域的全科医学科,致力于全科医学人才培养。中山医院为两任中华医学会全科分会主委单位,现任世界家庭/全科医生组织(WONCA)亚太区常委单位,是我国第一个通过WONCA全科医生毕业后教育认证的单位。

14. 戒烟后不舒服怎么办

吸烟者在停止吸烟或减少吸烟量后,会出现多种让人非常不舒服的感觉,医学上称为戒断症状,表现为心理上对吸烟的强烈渴求,躯体上表现为易激惹、抑郁、注意力不集中、食欲增加、睡眠障碍、坐立不安等。这些不适在停止吸烟后数小时即可出现,戒烟的前14天最严重,之后会逐渐减轻,直至消失,称为戒断症状。正因为戒断症状的存在,有些吸烟者会误认为吸烟可以舒缓情绪,缓解压力,解除疲劳,保持苗条身材。

戒断症状是戒烟途中的拦路虎,常会决定戒烟的成败。我们首先得从思想上藐视它,很多烟龄长、烟瘾大的患者都戒烟成功了,您也一定行! 接下去就是从战略上重视它。选定一个戒烟日,即日起一口都不要再吸了。扔掉身边一切吸烟用具和烟草制品吧,告诉家人朋友自己戒烟了,特别想吸的时候叼根牙签、嚼嚼口香糖、转转笔、玩玩勺子,也许几分钟后烟瘾发作就减弱了。

我感觉紧张、烦躁了怎么办——做做深呼吸,出去散散步。

我不能集中精力了——给自己放放假,就少做点工作吧。

我感觉身体疲乏,总想睡觉——那就先休息休息,睡一觉吧。

我总想吃东西——多吃一些蔬菜、水果,摄入维生素、纤维素,补充钾盐,对心脑血管、胃肠道都有很大好处呢!

实在不行,就请戒烟药物来帮忙吧,可以去正规的戒烟门诊获得专业医务人员的帮助。

作为一种易复发的慢性病,烟草依赖也需要药物帮助。每年仅凭个人毅力成功戒烟者不足3%,有效的戒烟药物可以大大提高戒烟的成功率。

一般戒断后的不舒服持续时间为一个月左右,但仍有部分患者对吸烟的渴求可持续1年以上。如果您已经坚持戒烟超过4周,那么恭喜您进入戒烟维持期。这时需特别警惕"心瘾"这个魔头,切记拒绝第一支烟永远比拒绝第二支容易。

下面是一些防止复吸的小窍门:列出可能复吸的环境,想好应对措施;别让手闲着,弹琴、养花、打球、绘画;出去到禁烟场所溜溜吧;在某个戒烟纪念日奖励一下自己。动起来,能使身体释放改善情绪的内啡肽,克服这些戒断症状,最终必能戒烟成功!

(复旦大学附属中山医院　彭明辉、江孙芳)

15. 带过滤嘴的烟是"安全烟"吗

自从20世纪50年代过滤嘴卷烟崭露头角,它就迅速被广大烟民接受。他们更容易听信烟草制造商所谓的"过滤嘴可以除掉烟雾中大量有害物质"的宣传,认为加了过滤嘴的香烟是安全的,不会对身体健康有多大危害,他们称这种烟为"安全烟"。

带过滤嘴的烟真的是安全的吗?答案显然是否定的。首先,过滤嘴的确能滤过部分物质,但是过滤的只是烟雾中的一些烟尘、焦油等,相比较烟草燃烧产生的4000多种有害物质,可以用"凤毛麟角"来形容。其次,过滤嘴使得吸烟时阻力变大,越是"好"的过滤嘴越是紧致细密,吸烟时阻力也越大。香烟内的各种物质燃烧不充分,会产生大量的一氧化碳、苯并芘等有害物质,对人体产生危害。吸烟的人都知道,带过滤嘴的烟的确能让香烟的口味变淡,迎合了许多追求低焦油的烟民同时,也让初次吸烟的人更易适应烟味而逐渐成为烟草忠诚的"粉丝"。对于吸烟者来说,由于过滤嘴让烟味变淡,为了获取足够的尼古丁,会在吸烟时吸得更深、更多、更频繁,并且使烟雾在肺里停留更长的时间,还会增加每天吸烟的数量。如此一来,每天吸进的有害成分总量非但没有减少,甚至由于吸得更深,使得这些有害成分吸入更多。

国外的一项研究发现,使用过滤嘴的烟民体内一氧化碳的含量较不使用过滤嘴的烟民增加了30%~40%,再次证明过滤嘴非但无益,反而有害。另外,过滤嘴是工业合成的,其成分是醋酸纤维,部分低价烟会用聚丙烯代替。聚丙烯和醋酸纤维中的细小纤维,会随着烟雾被吸入肺内,人体没法分解这些化合物,它们将长期吸附在肺泡上,日积月累将直接影响肺部功能,甚至诱发癌变,更不用说安装过滤嘴时用的稀释剂、硅油等物质。

因此,"安全烟"只是商家用来促销的噱头和烟民自欺欺人的借口罢了。只要是吸烟,必然危害健康,无论是一手烟还是二手烟,甚至是三手烟。待在保险箱里永远不被点燃的香烟,才是真正"安全"的香烟。

(复旦大学附属中山医院　傅士杰、江孙芳)

16. 上海最严禁烟令,您准备好了吗

2017年3月1日起,《上海市公共场所控制吸烟条例》开始实施,标志着上海迈入了"全面控烟"时代。

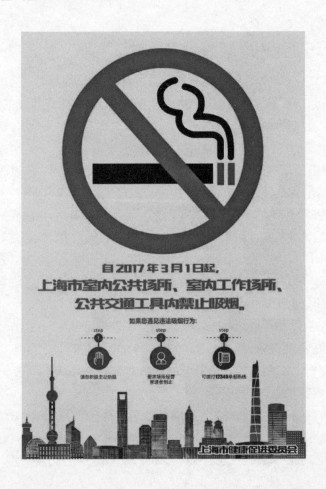

"室内全面禁烟",究竟是哪些场所禁烟?即"天花板下不吸烟",室内公共场所、室内工作场所、公共交通工具内均禁止吸烟。同时,下列公共场所的室外区域禁止吸烟:托儿所、幼儿园、中小学校、少年宫、青少年活动中心以及儿童福利院等以未成年人为主要活动人群的公共场所;妇幼保健院(所)、儿童医院;体育场馆、演出场所的观众坐席和比赛、演出区域;对社会开放的文物保护单位;人群集聚的公共交通工具等候区域;法律、法规、规章规定的其他公共场所。

对于禁止吸烟场所所在单位来说,他们有这些义务:落实劝阻吸烟人员或者组织劝阻吸烟的志愿者;做好禁烟宣传教育工作;在醒目位置设置统一的禁止吸烟标识和监督电话;不设置任何与吸烟有关的器具;对吸烟者进行劝阻;对不听劝阻也不愿离开禁止吸烟场所的吸烟者,向监管部门举报。

如果禁止吸烟场所所在单位未履行规定义务的,可被处以 2 千元至 3 万元的罚款;个人在禁止吸烟场所吸烟且不听劝阻的,可被处以 50 元至 200 元的罚款。

上海控烟强调"社会共治"的重要原则,市民应了解"控烟三步法":第一步,市民主动劝阻;第二步,场所管理方出面劝阻;第三步,如果场所劝阻不力,市民可拨打"12345"热线进行举报。

目前的控烟条例尚未将电子烟戴上"手铐",但电子烟的烟油中也含有尼古丁,部分电子烟的尼古丁含量超高。吸电子烟者吸入的气体中近 90％为丙二醇,会刺激呼吸道,进而引发一些急性症状。因此,电子烟也会对身体造成危害,不提倡吸电子烟。

(上海市黄浦区打浦桥街道社区卫生服务中心　陈荔萍)

17. 二手烟的危害你知道吗

吸烟的危害有目共睹,那么大家是否知道二手烟同样威胁着我们的健康呢?目前全球约有 1/3 的成年人暴露于二手烟的环境中。中国作为全球烟民最多的国家,拥有世界上最多的二手烟受害者。二手烟可造成诸多健康问题,特别对孕妇儿童危害更大。今天就让我们来一起聊一聊二手烟的危害。

二手烟通俗说来就是吸烟者吸入后再吐出来的烟,而其真正的定义还应包括从烟草燃烧端直接释放出来的烟雾。二手烟中包含 4 000 多种物质,其中四十多种有毒物质已确定与癌症相关。所以吸入二手烟和主动吸烟一样可引发肺癌,这是一种被"熏"出来的肺癌,全球约有 1/4 的肺癌患者需要二手烟"负责"。

二手烟的暴露同样能引起心脑血管疾病,烟雾中的焦油、烟碱、尼古丁等有害物质会使心脏及大脑的血管硬化受损,从而影响到这些重要器官,使冠心病、脑卒中等不良事件更易发生。这些有害物质可抑制呼吸道纤毛的活动,这些如同刷子的纤毛一旦停止清洁工作,呼吸道的自我净化能力就会明显减弱,外界病原体极易入侵,进而导致慢性咽喉炎等一些常见的上呼吸道疾病。

除此之外,我们更应重视二手烟对于一些特殊群体的危害。首当其冲的便是儿童。儿童会经历比成年人更多的环境暴露,加之他们好动、自我保护能力较差、免疫功能不健全等原因,更易受到二手烟的伤害,引起哮喘、肺炎、中耳炎等疾病。其次是孕妇及胎儿。烟草燃烧时释放出的有害化学物质,多数能透过胎盘"骚扰"无辜的宝宝。如果妈妈在怀孕期间长期吸入二手烟,有毒气体如一氧化碳等,会使妈妈体内血氧浓度降低,从而导致胎儿缺氧;而烟草中成瘾性的毒素尼古丁,能引起胎盘血管狭窄、血流减慢,这意味着提供给胎儿的营养和氧气将会减少,大大增加胎儿早产或流产风险。

其实二手烟的危害远不止这些,所以,在日常生活中,我们要时刻警惕二手烟这个静悄悄的"杀手"。

(上海长海医院全科医学教研室　竺易君、韩一平)

18. 哪些情况需要看心理医生

我们的心理调节能力就如同弹簧,遇到压力时被拉伸,时过境迁后又回复正常。当压力过大或承受压力时间过长时,就像弹簧拉过头失去弹性,便会出现各种心理方面的问题。那么什么情况下需要接受心理咨询或治疗呢?

首先,主观是否感到明显的痛苦。一般情况下,我们的心理调节能力能够保证在轻度的压力下工作,此时会感到有一些紧张不安,却不至造成很大的痛苦。当您发现自己总是失眠,或总是焦虑不安、情绪低落无法自拔,体验不到快乐的感觉,对从前的爱好失去了兴趣,甚至怀疑生活的意义,出现轻生的念头时,说明您的心理健康受到了严重的威胁,需要及时就医了。

其次,是否严重影响了日常生活工作能力。当一个人被不良情绪所困扰以致无法将精力放到学习、生活和工作上面时,通常提示心理问题较严重,需要医生来帮助其走出困境。例如,抑郁症患者发病期出现明显的情绪低落,思维活动迟缓,精力减退明显;焦虑症患者无法自控,担忧、恐惧、失眠。这些都会严重影响患者的生活和工作。

最后,人际互动是否出现明显的困难。心理问题不仅会对当事人产生不良的影响,也会影响到患者周围的人。一些长期处于焦虑抑郁的朋友,其整个家庭都会被笼罩在抑郁和焦虑的情绪中,正所谓一个人的问题波及了整个家庭。在不良情绪影响下,当事人有时会把一些他人的中性言语认为是负面的态度,因此争吵和冲突往往此起彼伏。

出现了心理问题,不仅需要发挥自己的主观能动性去面对和解决,当这些问题严重影响到自己的人际、工作、生活等方方面面时,仍然建议寻找专业的心理卫生人员,用专业的手段帮助解决。目前的社会不断进步,对于心理问题的认识也越来越为客观和接受。时代已经从害怕和回避自己心理问题的年代,发展到了人人重视心理健康的时期。愿我们用更为积极的状态来面对心理健康话题。

(上海市黄浦区豫园街道社区卫生服务中心　卞雷斯)

19. 健康"走"出来

步行是老百姓最常用的健康锻炼方法,行走对人的身心益处多多。

行走能提高记忆力,提高创新思维能力,缓解神经肌肉紧张,提高神经兴奋性,抑制低落情绪,让人精神良好、周身轻松、精力充沛;增强心脏功能,使心脏跳动慢而有力;增加血管弹性,减少甘油三酯和胆固醇沉积,降低心脑血管疾病风险;增强肌肉力量,使关节更灵活;促进新陈代谢,促进胃肠蠕动,有效防治便秘;减少腹部脂肪堆积,健美塑身。

步行虽简单,也有小窍门:迈步时,以先脚跟—脚心—脚尖的顺序着地,大步流星地往前走才能锻炼到臀部和大腿肌肉群。行走时像慢跑那样摆动手臂可帮助消耗上半身脂肪。摆臂幅度向前不超胸部高度,后甩时自然用力就足够了,不规律或过分甩臂反而干扰步调。收紧小腹,否则走再远也刺激不到腹部肌肉。如果你能在走路时保持腹式呼吸(吸气时鼓起肚皮),锻炼效果就更明显了。抛开柏油路,走草地、沙滩或碎石子路,每小时消耗的能量会增加,这是阻力和新鲜感的共同作用。

步行锻炼法形式多样,各有侧重:

(1)普通散步法:慢速和中速行走,每次 30~60 分钟,每日 2~3 次。适宜在风景秀丽的地方休闲。

(2)快速步行法:每小时步行 5~7 公里,每次锻炼 30~60 分钟。步行时心率控制在每分钟 120 次以下,这样可振奋精神。

(3)摆臂散步法:散步时两臂有节奏地向前后摆动,可增进肩部、胸廓的活动,适合呼吸道疾病患者。

(4)定量步行法:包括在平地和坡地上步行。例如在坡度很小的斜坡上步行 100 米,渐渐增至在稍大坡度的斜坡上行走 15 分钟,再在平地上行走 15 分钟。

(5) 摩腹散步法:一边散步,一边按摩腹部,适合消化不良和胃肠病患者。

只要迈开双腿,走起来,健康和快乐就会自动找上门。

(上海市嘉定镇街道社区卫生服务中心　罗纯薇)

—— 专家简介 ——

罗纯薇

罗纯薇,副主任医师,2016 年《医知独秀》栏目糖尿病专栏讲师;2016 年任上海市社区配送科普讲座人才库科普讲师。长期从事健康教育工作。

20. 如何保护您的"膝关节"

膝关节是人体最复杂,负重最大的关节,行、走、坐、卧、跑、跳等活动都离不了它,因此受损伤的机会也比较多,最容易发生退变。数据显示,我国约有 1.2 亿人患有骨关节炎,其中膝关节炎占大多数。虽然关节疾病并不致命,但患者会因长期疼痛而丧失劳动能力,甚至致残,因此不可忽视。

研究发现人体每超重 1 千克,膝盖承受的重量就会增加约 6 倍。例如,你超重 5 千克,你的膝盖就得多负担 30 千克。久而久之,膝关节怎能不抗议? 所以肥胖者应节制饮食,适当减重,以减轻关节的承重。多吃蛋白质、钙质、胶原蛋白含量高的食物,如牛奶、奶制品、豆制品、鸡蛋、鱼虾、海带、黑木耳、鸡爪、猪蹄等,以补充蛋白质、钙质,防止骨质疏松。

此外,还需要掌握正确的锻炼方法,循序渐进,不可过度。游泳和散步是最好的运动,既不增加膝关节的负重能力,又能让膝关节四周的肌肉和韧带得到锻炼。而上下坡或上下楼梯时,膝关节负重大约是 3～4 倍;跑步时,膝关节负重大约是 4 倍;打球时,膝关节负重大约是 6 倍,蹲和跪时,膝关节负重大约是 8 倍,所以要减少或避免这样的动作。不要提重物上下楼梯,不要久坐、久站,要经常变换姿势,避免关节长时间处于某一体位。

在日常着装方面,同样有一些建议。爱美女性少穿高跟鞋为妙,不得不穿时,应避免走远路、爬楼梯等动作。日常生活中,鞋子宜轻,鞋底不宜过软,鞋跟以 2～3 厘米为宜,否则也会损伤膝盖。还应注意膝关节保暖,寒冷天气里尽量穿着长裤,不要把膝关节直接暴露在冷空气中。必要时戴上保暖性护膝。需要提醒的是,最好只在运动时佩戴帮助腿部用力的运动护膝,以免产生依赖。

(上海市徐汇区斜土街道社区卫生服务中心　李家葳)

21. 你真的会刷牙吗

俗话说"牙痛不是病,痛起来要人命",相信大家从小就知道保护牙齿的重要性。也许大家都认为刷牙是日常生活中最简单不过的一件事情,但是看似简单却也有不少误区。

例如牙刷的选择。每个人的牙齿有大有小,牙刷太大,在口腔内活动会不够灵活;牙刷太小,又无法完成口腔清洁工作。因此选择大小合适的牙刷很重要,牙刷头的大小应该等于2个半到3个牙齿的宽度,能在口腔内灵活运动。

刷牙的时候力度不宜太大,这样会伤害牙齿,损伤牙龈,导致牙龈萎缩等症状。刷牙时的力量,相当于手指拿起一支冰棒的力,使用手腕的力量刷牙而不是手臂的。

刷牙应该顺着牙齿缝隙竖着刷,横向刷牙无法清除掉牙齿缝隙里的垃圾,同时还可能导致牙齿根部楔形缺损、牙龈损伤、牙本质敏感等问题。从门牙开始细致地竖向刷干净,尤其是齿缝和牙齿内侧等容易忽视的地方。

刷牙应该用温水。冷水会导致牙本质敏感的人牙齿酸痛,而且不利于牙膏内的有效物质发挥活性。牙膏中的主要成分是摩擦剂和氟化物,这些有效成分发挥作用的最佳温度是 37 ℃左右,刷牙时用接近自己体温的温水效果最好。

刷牙时间应该适宜。很多人以为刷牙的目的是清除食物残渣,其实不完全如此。清水漱口即可清除 90％以上的食物残渣,刷牙的真正目的是消灭牙菌斑。每次刷牙不少于 2 分钟,先漱口湿润有利于牙膏中有效成分起作用。

每天早晚都需要刷牙。或许由于天气太冷或太懒,很多人都是早起刷牙,晚上就不刷了,或是临睡前刷牙,早起不刷牙。然而由于牙菌斑的生长周期是12～24 小时,正确的刷牙方式应该早晚各一次。所以,想要拥有一口好牙就认认真真地一天刷两次牙吧!

(上海市徐汇区斜土街道社区卫生服务中心　朱　兰)

22. 年轻人也会得白内障吗

如果将人的眼睛比作照相机,晶状体则相当于镜头,白内障即眼内的晶状体混浊,看东西就像隔着磨砂玻璃,好比照相机的镜头不能很好地透光了,从而出现看不清楚,视力下降的状况。当晶状体完全混浊,就像给镜头盖了盖子,光线没法透进来,人的眼前就一抹黑,失明了。

白内障是一种退化性疾病,以前称为"老年性白内障",因而在很多人眼里是年纪大的人才会得的眼病。但是,随着手机、电脑等数码家电产品的普及,很多年轻人不注重健康用眼,频繁使用电脑、手机等,越来越多的年轻人患上了白内障。白内障已不再专属于老年人,开始有年轻化的趋势,目前统称为"年龄相关性白内障"。

导致白内障的常见的因素是与年龄相关,此外眼外伤、葡萄膜炎等多种因素均能造成晶状体混浊,然而长期的手机、电脑屏幕刺激及辐射都对眼睛造成一定的刺激,可能是导致年轻手机族早早患上白内障的主要原因之一,因而为了保护眼睛,还是要尽量控制好看手机、电脑的时间。

手机族患上白内障莫担心,排除其他原因后,观察就好。当白内障发展到一定程度,影响到日常工作和生活时,便需要进行治疗。在治疗药物方面效果比较有限,目前有效的治疗方法仍是手术。通常的手术方式是眼局部麻醉后超声乳化结合人工晶体植入术,切口小,恢复相对较好。

健康用眼很重要,请注意:烈日户外活动戴好太阳镜;合理适量地补充维生素;在良好的光线环境下使用手机、平板电脑等电子设备,并保持适当距离,控制使用时间,避免用眼过度;改变吸烟、饮酒等不良生活方式,有效控制血压、血脂及血糖;预防或避免眼部损伤,如果近视突然加深需及时就诊。

(上海市徐汇区斜土街道社区卫生服务中心 黄逸敏)

23. 家庭用药误区,你中招了吗

随着非处方药的普及,现在很多家庭都备有小药箱,这是自我保健的一项重要措施。但是您真的会用药吗?如若陷入误区服药不当,也会贻误病情。那么常见的家庭用药误区,您有中招吗?

误区一:按自己旧处方来用药。很多人在出现急症时,会根据之前医生给自己开的处方来用药。从流行病学上讲,每次发病都是有区别的。例如感染性疾病可能都表现为局部红、肿、热、痛,但不同季节,"元凶"可能不同。

误区二:自我用药,随意加大药量。虽然自我用药很方便,选用的药物也相对安全,副作用小,但是患者必须重视药品说明书。擅自超剂量服用非处方药,会引起中毒等不良后果的,尤其是婴幼儿。

误区三:用果汁、牛奶送服药物。送服药物最好是温开水,而牛奶、果汁等均不适合用来送服药物。这是因为牛奶会阻碍药物中有效成分的释放,同时也会在胃壁表面形成一层膜,阻碍胃黏膜对药物的吸收。另外,果汁中含有大量维生素C,呈酸性,若与某些碱性药物同服,会中和药物,导致药物的疗效降低。

误区四:保健品可以随便吃。城市里许多白领上班时间紧,工作压力大,常常处于"亚健康状态",因此很多人希望通过服用维生素等保健品维持健康。保健品只能起到预防和调节机体亚健康状态的作用,并不是吃得越多越好。

误区五:润喉片当"零食"。有的人长期服用润喉片,权当吃薄荷糖,时不时含一片。但如果在口腔没有炎症时服用,容易抑制和杀灭口腔内的正常菌群。另外,不少润喉片中含有刺激性成分,如冰片,它的性质寒凉,可能加重脾胃虚寒,引起腹泻。

家庭用药的误区,稍有不慎可能会导致无法挽回的后果。所以我们不仅自己要谨记这些误区,也要叮嘱家人,科学用药,谨遵医嘱。

(上海市黄浦区五里桥社区卫生服务中心　林乐平)

--- 专家简介 ---

林乐平

林乐平,上海市黄浦区五里桥社区卫生服务中心全科主任医师,从事社区工作35年,在内科疾病和全科常见病,尤其在老年病防治方面积累了丰富的临床经验,擅长心脑血管病防治及心身疾病的防治。

24. 感冒了要不要吃药

感冒是最常见的急性呼吸道感染性疾病。除了流行性感冒(即俗称的"流感"),绝大多数感冒属于普通感冒。感冒的症状主要包括发热、流涕、鼻塞、咳嗽、头痛、肌肉酸痛等。感冒可分为细菌性感冒和病毒性感冒,通过简单的血常规检查就可大致区分开来。前者通常有白细胞计数增高和中性粒细胞比例增多;后者白细胞计数通常不高(甚至会下降),但淋巴细胞比例可增多。

那么得了感冒到底要不要吃药呢?吃什么药才对呢?这取决于所患的感冒是病毒性感冒还是细菌性感冒。

70%~80%的感冒是病毒性感冒,只要多喝水、多休息,在一周之内多数可以自愈而不需要吃药。如果不适的症状明显,可以选择一些对症治疗的药物。目前市面上的西药如泰诺(酚麻美敏片)、日夜百服咛(氨酚伪麻美芬片)、白加黑

（氨酚伪麻美芬片）等都是复方制剂，含有多种有效成分，可以针对发热、流涕、鼻塞、咳嗽、头痛、肌肉酸痛等多种症状。也可以选择一些具有抗病毒作用的中药，如连花清瘟胶囊、板蓝根颗粒等，起到清热解毒的作用；如果怕冷的感觉明显，鼻塞清涕，可以适当服用正柴胡颗粒、小柴胡颗粒等；如果有恶心、呕吐伴腹泻，可以适当服用藿香正气水类药物；若有咳嗽、咳痰，可用白萝卜同鱼腥草煮水食用。

　　这里要提醒的是，很多人一感冒就会吃抗生素，其实这是不可取的。因为大多数的感冒是由病毒引起的，抗生素对它们并没有什么效果。相反，滥用抗生素反而会引起体内菌群失调甚至产生细菌耐药。然而，如果是细菌性感冒，那么就需要在医生的指导下进行正规抗生素治疗。

（上海市徐汇区徐家汇街道社区卫生服务中心　杨竹洁）

—— 专家简介 ——

杨竹洁

　　杨竹洁，上海市徐家汇街道社区卫生服务中心零陵团队队长，全科副主任医师，擅长老年慢性疾病的管理及诊治。

25. 为什么大多数药物不能与茶、咖啡和果汁同服

生活实例

　　中秋节过后，天气逐渐变冷，5岁的小明感冒了，爸爸妈妈带小明去医院，配了一些感冒药回家。小明嫌药苦拒绝服药，奶奶想了想，立即去厨房拿了一瓶果汁，让小明就着果汁吃药。刚好隔壁王阿姨来串门，看到小明就着果汁吃药，马上上前制止，"小明，不能用果汁服药！""为什么？用果汁服药有什么不好？"奶奶与小明都瞪大眼睛问。王阿姨退休前是一名医生，她耐心地告诉奶奶与小明："药物应该用水来服用，用果汁或茶来代替是不可以的，有时甚至相当危险。因为几乎所有的药物都是以搭配水为前提来制造的，药物里所含的成分会跟茶或果汁所含的成分起化学反应，导致药物失效，或者增强药物的不良反应，因此不能为了方便，就用茶或者果汁来服药。"

例如,加入柳橙汁的果汁是酸性的,碱性的药物搭配酸性的饮料就会使药物的成分起变化。葡萄、柚子汁有时也很危险,如果葡萄、柚子汁搭配某些降压药或是抗生素,不但会让药物失去疗效,还会导致不良反应。

茶或是咖啡也一样。在服用降低尿酸的药物时,如果用茶或咖啡来送服的话,其所含的咖啡因会抑制药物的作用。另外,假如茶或咖啡同平喘的药物一起服用的话,会产生烦躁、失眠等不良反应。

总之,药物和水以外的饮料搭配服用的话,不但会降低或丧失药效,有时候还会转变成"毒物"。因此若非医生特别关照,请一定记住要用白开水来服用药物。

(上海市徐汇区徐家汇街道社区卫生服务中心　徐光铮)

26. 维生素 C 安全性高，是否多多益善

提起维生素 C,人们都知道它有"增强抵抗力,预防感冒"的功效,但是俗话说,是药三分毒,维生素 C 当然也不能例外。社区中有一些人存在着这样的观点:维生素 C 安全性高,不会有不良反应,因此每天摄入维生素 C 的量多多益善。那么,维生素 C 真的是摄入得越多越好吗?

维生素 C 要科学补,并非越多越好。长期超剂量服用维生素 C(每日超过 1 克)危害多多。长期超量服用会使血尿酸增高,从而有诱发痛风的危险;还使血草酸盐和半胱氨酸盐增高,从而形成泌尿系统结石;也会引起胃酸增多,胃液反流,腹胀、腹泻等胃肠功能紊乱。那些长期超剂量服用的人,如果突然停药,容易导致体内维生素 C 浓度骤然下降,会引发坏血病的临床表现,如出现牙龈出血、皮肤紫癜及心功能受损等。超剂量的维生素 C 可对抗肝素和双香豆素的抗凝血作用,导致血栓形成,使原有心脑血管病者更易发生脑梗死。

那么维生素 C 到底什么时候该补充呢? 补充多少才不过量呢? 其实,新鲜蔬菜(如绿叶菜,青椒,番茄,大白菜等)和水果(如新枣,柠檬,猕猴桃等)中含有丰富的天然维生素 C,因此只要膳食均衡,又没有特殊需要,是没有必要额外补充维生素 C 的。只有当患有某些疾病导致人体对维生素 C 的摄取、吸收不足或维生素 C 消耗、排泄和需求量增多时,才需要额外补充。中国营养协会制定了维生素 C 每天摄入量:15～50 岁成人及孕早期妇女每日为 50～100 毫克,中晚期妊娠妇女及乳母摄入量为每日 130 毫克,维生素 C 缺乏的患者每日三次、每次各摄入 100～200 毫克,至少服用两周。

"维生素 C 过量有危险,补充维生素 C 需谨慎",大家一定要记住哦!

(上海市徐汇区徐家汇街道社区卫生服务中心　张　源)

27. 浅谈 B 族维生素的重要性

B族维生素包括维生素 B₁、维生素 B₂、维生素 B₆、维生素 B₁₂、烟酸、泛酸、叶酸等,全是水溶性维生素。B族维生素是所有人体组织必不可少的营养素,可以帮助维持心脏、神经系统功能正常运作,维持消化系统及皮肤的健康,参与体内糖、蛋白质和脂肪的代谢,是食物释放能量的关键。

B族维生素广泛存在于米糠、麸皮、酵母、动物的肝脏、粗粮、蔬菜等食物中,由于食用方法不对,我们几乎摄取不到或摄入量不足,因此 B 族维生素缺乏在人群中较普遍。平素饮食品种单一的人,通常无法通过食物来摄取足够的营养素,而那些患有慢性腹泻或长期酗酒的人,因为肠道对营养的吸收和利用出现障碍,通常也多患有 B 族维生素缺乏症,常表现为消化功能障碍、厌食、糙皮病、口角炎等。另外处于特殊时期的人群,如儿童、青少年、孕妇、老年人、精神紧张者、发热患者等,对营养的需要量也增加,也是 B 族维生素缺乏的高危人群。

如果人体缺少 B 族维生素,易引起代谢障碍,这时会出现倦怠和食欲不振,会导致身体老化、心脏受损等。许多疾病的发生都与它的缺乏有关,如口角炎、皮炎、贫血、脚气病等。

既然 B 族维生素对人体如此重要,我们该如何补充呢? B 族维生素溶于水,在体内滞留的时间只有数小时,我们需要每天补充足够的 B 族维生素,以保障人体新陈代谢的正常进行。B 族维生素之间有协同作用,也就是说,一次摄取全部的 B 族维生素,要比分别摄取效果更好。一般缺乏 B 族维生素,可以服用复合维生素 B 片。正常健康人群平时也应该多吃一些富含 B 族维生素的食物,如动物肝脏、瘦肉、奶类、蛋类、坚果类、粗粮、豆类等。

(上海市徐汇区徐家汇街道社区卫生服务中心　沈国华)

—— 专家简介 ——

沈国华

沈国华,副主任药师。现任上海市徐家汇街道社区卫生服务中心药剂科主任。主要从事药品质量管理及药物合理使用研究,及药物咨询服务,深受患者和临床医师的欢迎。

28. 补钙，维生素 D 来帮忙

人们把维生素 D 称为阳光维生素，因为我们的皮肤通过阳光照射就可以"自制"出内源性的维生素 D 供每日所需。其实它属于脂溶性维生素，也是一种类固醇激素，通过体内代谢对人体的骨骼、肌肉、肾脏及免疫系统产生影响。

维生素 D 可以促进肠道吸收钙，提高血钙浓度，而钙是骨矿化的重要原材料，维生素 D 是一个很好的助手，大大推进了这个进程，因此钙剂和维生素 D 就像一对形影不离的双胞胎，必须同时补充才能起到强身健骨的作用。3 个月～2 岁的小儿维生素 D 不足会导致佝偻病，影响生长发育，出现鸡胸、X 型腿、O 型腿、出牙时间推迟等问题；成年期维生素 D 缺乏会导致骨骼脱钙而发生骨软化；老年期维生素 D 低于正常会导致骨密度下降、骨质疏松，容易发生骨折。

哪些人需要补充维生素 D？婴儿因存在喂养不当、户外活动少等问题，一般在出生 2 周后就需要开始补充维生素 D 制剂，2 岁以内的婴幼儿每日需 400 个国际单位的维生素 D。18 岁以内的青少年则应通过户外锻炼和乳制品、富含脂肪的鱼类等进行食补。妊娠后期，在秋冬季，孕妇每天可适量补充维生素 D 400～600 个国际单位，增加户外活动以改善孕产妇和新生儿营养状况。老年人受地理位置、季节、日照、膳食营养和生活习惯等多种因素影响存在不同程度的维生素 D 缺乏，建议户外运动、增加光照时间，增加乳制品摄入。出现骨量减低、骨质疏松时则需要药物治疗，建议咨询家庭医生制定治疗剂量。

维生素 D 制剂分两种，一种是来自植物的维生素 D_2，另一种是来自鱼类动物的维生素 D_3，两种制剂对人体的效果及作用机制相同，维生素 D_3 的生理活性强于维生素 D_2，更易吸收利用。而单纯补充维生素 D 滴剂优于维生素 AD（鱼肝油），不用担心维生素 A 超量问题。

（上海市徐汇区徐家汇街道社区卫生服务中心　王　慧）

—— 专家简介 ——

王　慧

王慧，徐家汇街道社区卫生服务中心全科主任医师，上海市医学会全科医学分会青年委员、全科教学组成员，骨质疏松分会区县协作组成员。擅长社区常见多发病和慢性病的防治及社区带教，开设骨质疏松专病门诊，致力于社区骨质疏松防治。

29. 居家养老，装修有讲究

中国老龄化形势严峻，老年人的安全正面临着前所未有的压力和挑战。上海老年人口总量大、增长迅速，高龄化、独居、纯老家庭比例高更为显著。

受传统习惯影响，居家养老还是主导的养老模式，因此营造居家安全港湾就尤为重要。据《中国伤害预防报告》显示，老年人受到伤害的首因是跌倒，而居室是跌倒的首发地。环顾我们的家居环境，设计装潢时是否更多关注美观时尚而较少考虑老人的起居安全了呢？要营造居家养老的安全港湾，在家庭装潢中不得不说说以下一些注意点：

（1）居家防跌伤。老年人宜居住在底层或带电梯的楼区，楼梯应不陡，楼梯边安装稳固的扶手，台阶贴上防滑带。卫生间、厨房、餐厅、卧室与客厅的地面保持水平。对于不得不设置的门槛，可以在门槛处垫一块有一定倾斜度的三角形木板，形成斜坡，防止绊倒。室内物品以简单为宜，过道保持通畅。家用电线的软线要压在地毯下，或者固定在墙壁上和地板的角落。室内应选木质地板（尽量不选择打蜡清洁），地砖应选择防滑型，并及时擦干水或油渍。铺设的地毯要粘牢地面，以防滑动。在淋浴房（浴缸）内安装扶手，其内外的地面上都应放置防滑垫。保证居室光线充足，安装夜间照明或地灯，不应采用眼花缭乱的玻璃装饰。

（2）居家其他安全防范。水、电、气设施的安装应符合国家安全标准，定期安全检查，及时调换有安全隐患的旧煤气橡皮管、旧锁、老化的电源插座等。对于高龄老人或行动不便的老人，要帮助他们规划好室内活动的常规路径，路径上的家具摆放要能够兼顾老人行走时的扶手功能，此路径宽度应该是老人伸臂即可触及家具的范围。

让我们从居家环境的安全设计着手，传递子女尊老爱老、助老养老的孝心，营造安全、健康、温馨的养老环境！

（上海市黄浦区五里桥街道社区卫生服务中心　李昱东）

—— 专家简介 ——

李昱东

李昱东，上海市黄浦区五里桥街道社区卫生服务中心全科主任医师，内分泌科副主任医师，公共卫生专业硕士。先后在内科和全科工作，积累了丰富的临床经验。目前专注于全科医学及其与公共卫生相结合专题领域的研究。

30. 老年人居家安全知多少

　　家是老年人主要的活动场所,也是各种意外的发生地,如何让老年人安度晚年? 现在给您介绍几个老年人居家安全常识。

　　(1) 防跌倒。跌倒最容易发生的地方是客厅、卧室和浴室,主要与地板太滑、踩到或碰到地面的"障碍物"有关。地面要做防滑处理,铺设具有防滑性能的瓷砖或地板;脚垫要固定在地面上,防止发生移位或卷角。洗浴区域铺设防滑垫。老年人家中物体摆放固定,避免经常更换家具位置,做到物归原处,减少障碍物。

　　(2) 巧用"小物件"。老年人经常会起夜,床头和卫生间安装小夜灯可避免夜间行走意外的发生。可在浴室内安装扶手,让行动不便的老人生活更自如。在淋浴房内安装折叠凳,避免老人沐浴时因劳累发生意外。老人容易健忘,在家烧水或煮粥,时常会忘记关火,一旦发生火情或者煤气泄漏,非常危险。建议家中安装烟雾和煤气报警器,能探测房间内的烟雾和一氧化碳浓度,一旦超标便可发出报警声,不但可以提醒老人,还可以引起邻居的注意,减少隐患发生。

　　(3) 小细节大讲究。冬天慎用热水袋,防止烫伤,同时也要避免使用"暖宝宝"造成低温烫伤。常用物品摆放不宜高,要方便取用。沙发、桌椅和床的高度要适合老人的身高,符合人体工学。卧室窗帘建议选用遮光力强的,能够有效提高睡眠质量。

(上海市普陀区长风街道社区卫生服务中心　陈婷婷)

31. 家有小宝贝,安全记心间

　　幼儿期是培养创造意识和创造能力的良好时机。如何给宝贝们创造轻松、自由、安全的居家环境呢? 应遵循"家居用品安全检查 5S 原则"。看(See):用儿童的眼光审视物品摆放是否安全;绳带(String):拿开孩子身边超过 22 厘米的绳带;尺寸(Size):给越小的孩子越大的物品;表面(Surface):查看家居物品的棱角、缝隙及物品表面涂层;标准(Standard):仔细检查与儿童用品相关的安全标准。除此之外,这里还有几点和大家一起分享。

　　(1) 遵循幼儿的运动发展规律:幼儿期的宝贝们开始会跑会跳,手指发育也逐渐灵活,运动能力的发展将孩子带入更广阔的天地。他们充满跃跃欲试的豪情,压根儿意识不到自己能力有限,因此也经常"闯祸"。这时家长们要让"危险物品"远离孩子的视线,因为要求小宝贝们做到"自控"确实很难。比如装满热水的杯子一定要放在孩子够不着的地方,不要抱有侥幸心理,幼儿的很多意外都是因为家长的疏忽造成的。

(2) 配合幼儿的心理发展规律:进入幼儿期后,家长们会发现之前的"小乖乖"变成一个令人感到无奈的"小恶魔"。凡事总喜欢以"不"字打头,这是因为宝贝们进入了他们人生中的第一个"叛逆期",这时候的任何叮嘱都可能会被当成"耳旁风",家长要注意自己的说话方式,让孩子做选择题,尽量避免是非题,不要总用命令的语气交流。比如孩子不小心打碎了玻璃杯,正确的做法是用平和的语气和孩子讲解会带来的伤害,并让他们一起帮忙收拾残局。这样做,一是可以消除孩子的好奇心,二是可以加深印象,让今后再遇到此类突发事情,孩子不会因为好奇而贸然行事。总而言之,好奇心宜疏不宜堵。

(上海市普陀区长风街道社区卫生服务中心　陈婷婷)